AF300189

RÉFLEXIONS

SUR LA THÉORIE PHYSIOLOGIQUE

DES

FIÈVRES INTERMITTENTES

ET DES MALADIES PÉRIODIQUES.

DE L'IMPRIMERIE DE RICHOMME,

RUE SAINT-JACQUES, N°. 67.

RÉFLEXIONS

SUR

LA THÉORIE PHYSIOLOGIQUE

DES FIÈVRES

INTERMITTENTES

ET DES MALADIES PÉRIODIQUES;

Faisant suite à l'Essai sur les Irritations intermittentes, et contenant un examen critique du *Traité anatomico-pathologique des Fièvres intermittentes*, de M. Bailly.

Par M. MONGELLAZ,

Docteur de la faculté de Médecine de Paris, et membre de plusieurs Sociétés savantes.

A PARIS,

CHEZ Mlle. DELAUNAY, LIBRAIRE,

RUE SAINT-JACQUES, N°. 71.

1825.

PRÉFACE.

En prenant la plume pour répondre à des interpellations, à des attaques de M. Bailly, relativement à l'ouvrage que nous avons publié en 1821 (1), nous avons été naturellement conduit à examiner celui qui les contient sous le titre de *Traité anatomico-pathologique des fièvres intermittentes, simples et pernicieuses.*

Sans adopter un plan qu'il nous eut été difficile de suivre dans l'examen d'un ouvrage qui n'en a point, nous ferons un choix des propositions les plus saillantes, sur lesquelles se trouve fondée l'opinion de M. Bailly, pour les com-

____

(1) Essai sur les irritations intermittentes, ou Nouvelle théorie des maladies périodiques, fièvres larvées, fièvres pernicieuses et des fièvres intermittentes en général (2 vol, in-8°.).

battre ou les mettre en opposition avec la théorie physiologique des fièvres intermittentes dont nous aurons occasion de développer encore quelques-uns des points les plus litigieux ou les plus contestés. Notre position est aujourd'hui bien plus avantageuse qu'en 1821; il nous sera facile d'être compris et jugé convenablement et en toute connaissance de cause, parce qu'il n'est pas de médecin qui, depuis cette époque, n'ait étudié et approfondi les principes de la nouvelle doctrine.

Puissent les réflexions que nous allons exposer, être accueillies aussi favorablement que notre premier essai.

RÉFLEXIONS

SUR

LA THÉORIE PHYSIOLOGIQUE

DES FIÈVRES INTERMITTENTES

ET DES MALADIES PÉRIODIQUES.

DEPUIS long-temps le dogme de l'essentialité des fièvres, combattu vigoureusement et anéanti par les travaux de la doctrine physiologique, semblait devoir être expulsé pour jamais du domaine médical.

Les essentialistes nous paraissant avoir placé leurs derniers retranchemens dans les fièvres intermittentes, nous prîmes à tâche de les y poursuivre par des faits nombreux, puisés en grande partie dans les annales de la science et dont l'exactitude ne pouvait être contestée : les réflexions, les conséquences déduites rigoureusement de ces faits, et le développement complet des principes de M. Broussais, touchant la théorie physiologique des maladies périodiques, des fièvres larvées, et des fièvres intermittentes en général, nous conduisirent à publier, en 1821, l'*Essai sur les irritations intermittentes.*

Aujourd'hui, quelques médecins tiennent encore à l'essentialité des fièvres intermittentes, et M. Bailly, par son *Traité anatomico-pathologique des fièvres intermittentes simples et pernicieuses*, se présente dans ce dernier retranchement des essentialistes avec certaines modifications qu'il ne sera pas sans intérêt de discuter et d'approfondir : pour cela nous allons faire connaître ses motifs, suivre ses raisonnemens, et faire un examen critique ou comparatif de ses idées avec celles que nous avons puisées dans la Doctrine physiologique.

Par le titre de cet ouvrage, par l'expression *anatomico-pathologique* qu'il renferme, nous avons cru que M. B*** appartenait à la Doctrine physiologique, et qu'alliant ainsi des noms autrefois incompatibles, anatomie et fièvre, l'auteur n'osait point encore appeler les choses par leur nom propre ; nous avons pensé qu'il faisait cette concession à l'ancienne doctrine des fièvres, en reconnaissant toutefois, dans la maladie qu'on appelle *fièvre*, le mobile qui lui est propre, la lésion organique qui la met en jeu et détermine tous les symptômes locaux et généraux ou fébriles qui la constituent. Avant de décider si nous nous sommes trompé à cet égard, voyons d'abord la préface de l'auteur, peut-être nous apprendra-t-il lui-même quelle est sa manière de voir les choses et ce qu'il va traiter dans son ouvrage :

Après quelques préliminaires sur le but d'une préface, l'auteur nous apprend qu'il n'a écrit la sienne que dans un but personnel, c'est-à-dire, pour indiquer l'état de la science avant ses travaux, pour faire connaître les conséquences nouvelles qu'il en tire , conséquences qui doivent, suivant lui, faire faire un pas à nos connaissances médicales et changer l'opinion générale. Il reconnaît que Bichat a ouvert une route suivie dans tous ses détails par M. Broussais, et exploitée dans tous les sens par son école ; mais M. Bailly veut qu'on reprenne les idées générales que Bichat et Broussais ont fait abandonner, et, venant après eux, il *a senti la nécessité de perfectionner la connaissance des fonctions générales.* Il veut *rectifier des erreurs* appartenant à l'école physiologique, école qui lui paraît avoir atteint son but et fait tout ce qu'elle pouvait faire. Voilà quelle est la tâche que s'impose. M. Bailly... En examinant son livre, nous verrons s'il l'a remplie , et si ce sont ses travaux qui ne laissent plus rien à faire à la nouvelle école ; car, ancien élève de cette école , j'avouerai franchement qu'elle est loin encore , jusqu'à ce jour, d'avoir atteint son but , et qu'il lui reste beaucoup à faire ; aussi son illustre fondateur ne cesse-t-il d'encourager , de diriger ses nombreux élèves dans les voies de l'observation et de l'expérience ; il éclaire de ses lumières les recherches et les travaux qui se dirigent dans tous les sens, tandis qu'il s'occupe lui-même à discuter, à mûrir , à étendre les propositions les plus difficiles ou les moins évidentes de sa doctrine.

Si, comme il est probable, M. Bailly, par son Traité anatomico-pathologique des fièvres intermittentes , ne fait pas disparaître les lacunes que tout médecin physiologiste doit apercevoir encore dans la science médicale, de quel droit vient-il contester les progrès qu'elle peut faire encore par les travaux de l'école physiologique ?

Avec un ton tranchant et décidé, l'on fait quelquefois de l'effet ; mais rarement l'on arrive à son but : chacun est libre , sans doute, de discuter les points litigieux de la nouvelle doctrine, mais il n'appartient à personne d'en limiter les progrès dans l'avancement de la science. Non, l'école physiologique n'a point fait encore tout ce qu'elle pouvait faire, mais avant qu'elle perde l'espérance d'aller plus loin, voyons si M. Bailly l'a devancé dans la tâche qu'elle s'est imposée et s'il ne lui laisse plus rien à faire. En traitant un point très-limité de la science médicale, ce médecin en aurait-il exploité tout le domaine ? voyons :

L'auteur traite des fièvres intermittentes simples et pernicieuses : de tout temps les médecins ont été, à peu près, d'accord sur les causes qui produisent ordinairement ces fièvres et sur les symptômes qui les constituent; M. Bailly ne nous apprend rien de nouveau, rien de particulier à cet égard; il n'entre même dans aucun développement relatif aux causes et aux symptômes des fièvres intermittentes. Cependant, comme tous les médecins, il reconnaît l'identité des causes qui produisent tantôt des fièvres continues, tantôt des inflammations, tantôt des fièvres intermittentes. Pendant qu'il observait à Rome des fièvres intermittentes simples et pernicieuses, des affections inflammatoires de la tête et des intestins (1), la même constitution inflammatoire régnait également dans toute l'Italie; partout les mêmes maladies attaquaient les mêmes organes, avec la différence qu'elles étaient continues là où il n'y avait pas d'eaux marécageuses.

M. Bailly n'est pas le seul médecin qui ait fait cette observation. Avant lui, plusieurs praticiens distingués, entre autres Sydenham, Huxham, Grant, etc., ont vu survenir en même temps, sous l'influence des mêmes causes, et de la même constitution atmosphérique, beaucoup de fièvres intermittentes, beaucoup de péripneumonies, de catarrhes, de dissenteries.

Il résulte du mode d'action des causes de fièvre intermittente, qu'elles sont toutes plus ou moins stimulantes ou irritantes, et qu'elles peuvent développer des phénomènes morbides, soit continus, soit intermittens, suivant la disposition des individus au moment qu'ils y sont exposés, et suivant qu'ils ont été soumis plus ou moins périodiquement à leur influence.

Parmi les symptômes qui constituent un

____

(1) Pages 10 et 11.

accès de fièvre intermittente, l'on s'accorde généralement à indiquer les suivans : céphalalgie, malaise général , bâillemens, pandiculations, innapétence , dégoût, envies de vomir ou vomissemens, frissons, sensibilité et douleur plus ou moins marquée dans la région épigastrique ; pouls assez irrégulier, alternativement fort et petit, lent et fréquent ; douleur dans le dos , les membres, les articulations ; sentiment de froid qui passe des extrémités sur toute la surface du corps ; espèce d'engourdissement des fonctions intellectuelles ; plus tard , chaleur refoulée du centre à la circonférence ; rougeur, moiteur de la peau , fréquence et développement du pouls, agitation, quelquefois délire, et puis sueurs plus ou moins abondantes.

Si nous parlons des causes, si nous énumérons les symptômes des fièvres intermittentes, à propos de l'ouvrage de M. Bailly, c'est qu'il n'en parle presque pas, et qu'il est nécessaire de s'entendre à cet égard, quand il s'agit de discuter la théorie de ces fièvres.

Or, s'il est vrai, comme on ne peut en douter, que les causes des fièvres intermittentes puissent également développer des gastrites ordinaires, s'il est vrai que, parmi

les symptômes énumérés précédemment, il s'en trouve plusieurs qui indiquent une nuance de gastrite aiguë ; l'on ne sera pas surpris que les médecins physiologistes aient fixé, dans les organes digestifs , le siége ordinaire des fièvres intermittentes , ou plutôt de la lésion locale et le plus souvent idiopathique , qui développe les symptômes auxquels on les reconnaît ; l'on ne sera pas étonné que l'autopsie fasse ordinairement voir des traces de gastrites ou de gastro-hépatites , de gastro-enterites dans ceux qui succombent à ces fièvres. Voici comment s'exprime à cet égard M. Bailly : « Dans tous les cadavres
» de ceux que j'ai examinés , et qui ont suc-
» combé sous l'action d'une fièvre intermit-
» tente pernicieuse, j'ai toujours trouvé des
» signes non équivoques d'une inflammation,
» qui, le plus souvent, était tellement vio-
» lente qu'elle dépassait de beaucoup les lé-
» sions inflammatoires qu'on observe à la
» suite des fièvres continues. » (1).

Après un tel passage, qui douterait que M. B*** ne dût appartenir à l'école physiologique? Qui douterait qu'il ne vît dans ces lé-

____

(1) Livre 1er, page 4.

sions locales si saillantes , la cause de tous les symptômes locaux et généraux ou fébriles qui constituent les accès de fièvre intermittente? Eh bien! il n'en est point ainsi : M. Bailly reconnaît chez les malades attaqués de fièvre intermittente , des lésions organiques , puisque son scalpel les a trouvées après leur mort. Il diffère en cela de la plupart des *essentialistes purs,* qui n'en admettent pas ; mais ces lésions , comme nous le verrons , ne l'empêchent point d'admettre *un mouvement nerveux* (1) *ou des symptômes nerveux essentiels qui constituent l'accès fébrile ;* ces lésions ne l'empêchent pas de voir , dans la fièvre intermittente , quelque chose de mystérieux , *une influence nerveuse* (2) , *une aura particulière* qui se répand sur le système des cordons nerveux pour produire la fièvre dont il s'agit , de la même manière qu'*un fluide* ou qu'*un agent particulier* se porte au cerveau et sur la moëlle épinière pour produire le réveil ; « pour moi, » dit-il (3), un accès de fièvre et le réveil ne » diffèrent que parce que les organes qui sont

---

(1) P. 265.
(2) Page 56.
(3) Page 56.

» excités, ayant des fonctions différentes, ne
» peuvent pas offrir les mêmes détails de
» réaction; mais le fond est le même... L'accès
» commence en un instant, comme le réveil,
» par l'action *de ce je ne sais quoi* qui agit en
» un instant sur nous; une fois la première
» impulsion faite, le reste n'est que la con-
» séquence de ce qu'elle détermine. »

Il n'est pas étonnant qu'à propos d'une *variante* (je me sers de son expression), d'une
variante sur la théorie du sommeil et de la
veille, l'auteur se perde dans des subtilités,
aille chercher *l'âme rationelle* de Stall, *l'ar-
chée* de Van-Helmont, *le principe vital* de
Barthez, etc. Puisqu'il lui faut aussi un *fluide,*
un *agent* qu'il puisse faire voyager à son gré
dans l'économie, qu'il puisse éloigner du cerveau pour produire le sommeil, qu'il y fasse
remonter pour déterminer le réveil; puisqu'il
lui faut aussi, pour développer un accès de
fièvre intermittente et pour se rendre compte
des symptômes qui le constituent, une *influence nerveuse,* une *aura particulière, des
forces générales* (1) *qui se précipitent continuellement tantôt sur une partie, tantôt sur*

____

(1) Page 56.

une autre et qui résident dans des filets nerveux détériorés.

« Il dit que nous avons tort d'attacher une
» importance trop exclusive (1) à des lésions
» qui souvent seraient sans effet, si elles ne
» trouvaient pas *une disposition morbide gé-*
» *nérale.* »

Qu'entend donc M. B***, par cette disposition morbide générale qui préexiste à une affection locale? jusqu'à présent, l'on avait bien reconnu des dispositions et des causes prédisposantes aux maladies; ainsi, par exemple, l'on savait qu'une simple piqûre au bout du doigt, lorsqu'elle était profonde et qu'elle avait lieu chez une personne très-irritable, très-sensible, pouvait développer des symptômes nerveux et sympathiques très-prononcés sur les principaux organes de l'économie dont les fonctions étaient momentanément troublées; tandis que, chez une personne peu sensible, cette même piqûre développait peu ou point de symptômes généraux ou fébriles; mais, jusqu'à M. Bailly, je ne sache pas qu'on eut regardé, comme une *disposition morbide générale,* la disposition

----

(1) Page 44.

plus ou moins grande que l'on peut avoir à éprouver des symptômes généraux ou fébriles, suite d'une lésion locale ; parce que cette disposition n'est point une maladie, et qu'on peut jouir, pendant une longue vie, d'une très-bonne santé , quoique l'on soit d'une constitution nerveuse et très-irritable.

« La médecine (1) n'aura jamais de base so-
» lide que dans la physiologie... Toute maladie
» qui reposera sur des phénomènes physiolo-
» giques *inconnus,* devra donc être provisoire-
» ment considérée comme n'appartenant à
» aucune de celles sur lesquelles on a des idées
» saines........ ceci est surtout applicable aux
» fièvres intermittentes : si on n'avait pu
» jusqu'*ici* trouver la *loi générale* qui préside
» à *leur fonction,* ce n'était pas une raison
» pour les confondre avec des affections avec
» lesquelles elles avaient seulement des points
» de ressemblance, et qui ne sont plus les
» mêmes faits physiologiques...... Et , lors
» même que je n'aurais pas *découvert le phé-*
» *nomène physiologique* auquel ces fièvres se
» rattachent, on n'aurait jamais dû oublier
» que *ce phénomène existe, qu'il faut le trouver.* »

____

(1) Page 46.

Jusqu'à l'auteur du Traité *anatomico-pa-thologique des fièvres*, nous n'avions jamais pensé qu'il existât des maladies qui reposassent sur des phénomènes physiologiques inconnus; si l'on ne connaissait pas ces phénomènes, nous ne concevons pas qu'on ait pu les faire servir de fondement à une maladie quelconque. Nous sommes très-étonné qu'on fasse cette application aux fièvres intermittentes; car les phénomènes physiologiques qui les constituent, sont parfaitement connus depuis long-temps et si bien décrits par plusieurs auteurs, que M. Bailly n'ajoute rien à leur description. Ce médecin ignore-t-il que, jusqu'à la nouvelle doctrine, des phénomènes physiologiques *essentiels* servaient *seuls* de base à l'existence de ces maladies ?

Maintenant nous lui demanderons en quoi consiste *cette loi générale qui préside à la fonction des fièvres intermittentes*, et depuis quand il a imaginé que ces fièvres étaient une *fonction ?*

Nous verrons plus tard ce que c'est que ce *phénomène physiologique si important, auquel se rattache toute la théorie des fièvres intermittentes,* ce phénomène dont, jusqu'à ce jour, l'on a eu le malheur ou la sottise de méconnaître l'existence, quoiqu'on ait déjà tant écrit sur les fièvres intermittentes ; ce phénomène enfin qu'il fallait trouver, et dont la découverte était réservée à la sagacité de M. Bailly. Eh bien ! nous le dirons par anticipation, ce phénomène consiste tout bonnement dans l'action de se lever et de se coucher, dans la modification qui doit s'opérer en nous par suite des positions verticale et horizontale que nous prenons durant les vingt-quatre heures qui constituent pour nous un jour et une nuit, et qu'il appelle un *nyctéméron ! !*

Aidé de sa *variante* sur la théorie du sommeil et de la veille, monté sur cet échafaudage de suppositions et de subtilités dont nous venons de donner un aperçu touchant la théorie des fièvres intermittentes, et le cerveau encore échauffé de ses prétendues découvertes, M. Bailly croit voir, dans un corps qui est tout organe, autre chose que des actions d'organes, et il s'écrie avec enthousiasme :

« Quel est donc l'organe (1) dont la fonc-
» tion est d'éveiller le cerveau chaque matin?

______

(1) Page 56.

» Quel est donc le siége limité de ces forces
» qui se précipitent continuellement , tantôt
» sur une partie, tantôt sur une autre ?... Si
» ce sont les filets nerveux, et qu'ils soient
» dans un état quelconque de détérioration,
» ne voit-on pas comment il sera facile de
» considérer leur maladie , comme un état
» général de l'économie, au lieu de *supposer*
» que toute la maladie ne consiste que dans
» la lésion locale qui les aura mis en jeu ? »

Nous verrons plus tard si, dans les fièvres intermittentes, c'est une *supposition* de considérer la lésion locale comme primitive et comme la source des symptômes généraux ou sympathiques auxquels on reconnaît leurs accès.

Pour le moment, nous demanderons à M. B*** quelle nécessité il y avait d'imaginer une *nouvelle fonction* pour mettre en jeu les fonctions intellectuelles suspendues momentanément pendant le sommeil ! Nous lui demanderons quel progrès il a fait faire à la science en créant une *fonction particulière* pour expliquer le développement de la fièvre intermittente ; en créant des *fonctions générales* dans un corps entièrement composé d'organes qui vivent et agissent chacun à sa manière ; en supposant que les nerfs ont *éprouvé une altération quelconque,* parce que c'est, par leur intermédiaire, qu'un organe malade instruit les autres organes de sa maladie et étend au loin ses relations ou ses influences sympathiques. Ainsi, parce que dans une gastrite aiguë, il y aura des symptômes généraux ou fébriles indiquant les influences sympathiques de l'estomac sur le cœur, le cerveau, la peau, les membres, etc., tous les filets nerveux qui établissent cette correspondance et qui se répandent dans tous les principaux organes de l'économie, seront dans un état quelconque de détérioration ou de maladie!! Pourquoi donc M. Bailly, dans ses recherches d'anatomie pathologique sur les sujets morts de fièvre intermittente, nous montre-t-il seulement des lésions ou des altérations diverses dans les tissus de l'estomac, des intestins, du foie, de la rate, du cerveau, de l'arachnoïde, et pas la moindre détérioration dans ces filets nerveux auxquels il fait jouer un si grand rôle dans le développement de la fièvre intermittente, et qui en font, selon lui, un état morbide général de l'économie ?

« Un système nerveux habituellement le

» siége ou des mouvemens généraux qui cons-
» tituent la fièvre, ou de ceux qui provoquent
» la douleur, ne peut point être le même que
» celui qui agit pendant l'état de santé; il
» doit y avoir une différence matérielle entre
» eux (1) : je suis persuadé que presque toutes
» les maladies nerveuses, au lieu d'être de
» simples effets dynamiques, sont accompa-
» gnées d'un semblable état (une altération de
» tissu) du systême nerveux. »

Mais, nous le répétons, pourquoi cette *dif-férence matérielle*, qui doit exister dans un systême nerveux habituellement le siége de mouvemens généraux, n'a-t-elle été rencontrée par M. B*** dans aucune des observations suivies d'autopsie qu'il rapporte? cependant, dans tous ces cas, le systême nerveux était le siége de mouvemens généraux, de symptômes nerveux constituant des fièvres pernicieuses; et, dans aucun de ces cas, il ne fait mention d'altération particulière trouvée dans le systême nerveux de ses malades. Pourquoi cela? c'est que sans cesse il fait des suppositions gratuites; il raisonne dans le vague; il se jette dans des explications hypothétiques

______

(1) Page 370.

et qui ne sont point basées sur des faits ma-
tériels ; c'est qu'il confond l'effet avec les
moyens employés pour le produire ; c'est qu'il
ne donne pas aux lésions locales l'importance
qu'elles doivent avoir dans la manifestation
des symptômes généraux, des phénomènes
sympathiques ou nerveux. Ses autopsies lui
font voir des lésions, et il ne veut pas comprendre que ces lésions ont été le point de
ralliement et de départ de tous les symptômes fébriles, de toutes les influences sympathiques et nerveuses sur le cœur, le cerveau,
les poumons, etc. Pourquoi les fonctions
plus ou moins dérangées et parfois suspendues de ces organes, ne lui feraient-elles pas
reconnaître le degré d'acuité ou d'intensité
de la lésion locale ? et quand la mort arrive
par suite du dérangement ou de la suspension
de ces fonctions, pourquoi ne verrait-il pas
la première source de ce résultat funeste dans
la lésion primitive qui a troublé leur rhythme
physiologique ?

Les nerfs ou le système nerveux ne jouent
ici qu'un rôle secondaire ; ils transmettent
l'influence de l'organe malade, et voilà tout.
Ils ne sont pas plus affectés par cette trans-
mission que les yeux par un spectacle qui fait

mal au cœur, qui produit un état de syncope, ou qui fait naître des sentimens divers : le cerveau qui perçoit la sensation pénible et le centre épigastrique où elle va retentir, sont seuls malades; les yeux, les nerfs optiques restent parfaitement sains. En physiologie, comme en pathologie, les nerfs ne sont guères que les messagers des mouvemens organiques, les intermédiaires par lesquels nous arrive toute affection physique ou morale; ils sont les moteurs et les excitans, plutôt que le siége des maladies.

« Dans ces derniers temps (1), l'on a semblé
» penser que la fièvre n'était pas autre chose
» qu'une accélération de la circulation, pro-
» duite par une irritation ou inflammation
» locale. Rien n'est moins exact que cette
» manière de voir la chose. »

Rien n'est moins exact que ce que dit M. B***, s'il entend parler des médecins physiologistes; car la fièvre n'étant pour eux qu'un symptôme, ils ne l'isolent point de l'affection locale qui développe la fréquence du pouls, la chaleur de la peau, un état particulier de la respiration, de la langue, des

______

(1) Page 47.

yeux, de la face, des membres et tous les phénomènes sympathiques possibles, lorsque cette affection est portée au dernier degré.

« Quand l'on a imposé un nom aux fièvres
» intermittentes (1), on n'a fait attention
» qu'à leur caractère extérieur le plus tran-
» ché ; mais on ne pouvait point chercher à
» caractériser par cette dénomination, l'es-
» sence de la maladie : comme ce n'est qu'au-
» jourd'hui que cette nature est connue, nous
» pouvons donc, tout en conservant le nom
» consacré par l'usage, ranger sous un même
» titre des affections qui, différentes par la
» forme, sont semblables par le fond. »

Par le mot *aujourd'hui*, M. Bailly entend sans doute, depuis plusieurs années ; depuis l'établissement de la nouvelle doctrine qui nous a dévoilé la nature des prétendues fièvres intermittentes essentielles, dès-lors les mé-decins physiologistes n'ont pas cru devoir suivre une routine aveugle qui, dans bien des cas, pouvait être funeste aux malades ; ils n'ont pas cru devoir conserver des noms con-sacrés mal à propos par l'usage ; ils ont voulu que *des affections semblables par le fond*, re-

---

(1) Page 36o.

çussent des noms analogues à ceux des maladies dont on connaît la nature, c'est-à-dire,
des noms qui indiquassent les organes affectés
en même temps que la nature et le type de
leurs affections.

Ainsi, au lieu d'appeler, comme M. Bailly,
comme M. Alibert et comme les anciens auteurs, diverses nuances de phlegmasies intermittentes de l'estomac et des intestins, des
*fièvres pernicieuses gastralgique, cardialgique,
gastro-entérique, gastro-hépatique, cholérique,
dyssentérique,* etc., nous leur avons donné
les noms de gastrite, de gastro-entérite, d'en-
térite ou de dyssenterie avec le type quotidien,
tierce, quarte, quintane, octane, etc., suivant la durée de l'intermittence.

Pourquoi M. Bailly n'a-t-il pas suivi
la même marche, puisqu'il avoue (1) que
M. Broussais, faisant des recherches sur les
phénomènes organiques qui existent dans une
fièvre maligne, ataxique, adynamique, etc.,
et reconnaissant la liaison des causes locales
avec les symptômes généraux, *a eu raison de
donner à la maladie un nom différent ?* Est-
ce parce qu'il est plus commode de suivre

---

(1) Page 89.

l'usage adopté (1)? nous ne contestons pas à M. B*** cette commodité; mais, pourquoi attacherait-il si peu d'importance aux noms des fièvres intermittentes, quand il est ailleurs si sévère pour la dénomination des maladies; quand il voudrait bannir de la science le mot *inflammation* (2), parce qu'il n'exprime pas exactement ce qu'il devrait exprimer. « Si » jamais, dit-il, expression vicieuse a été » nuisible dans les sciences, on ne peut pas » en trouver une à qui cette application soit » plus légitime... et ailleurs (3) il n'existe pas » de maladie qui s'appelle inflammation, et » qui doive être traitée par tels ou tels » moyens; mais il existe *des fonctions phy-* » *siologiques* qui, plus ou moins troublées, » exigent telle ou telle méthode curative, » pour que le retour à la santé ait lieu. »

A propos d'inflammation, comme à propos de fièvre intermittente, M. Bailly trouve constamment des *lois physiologiques*, des *fonctions physiologiques*, et l'un des vices principaux de son raisonnement, c'est de trancher rapidement les questions en litige;

______

(1) Page 153.
(2) Page 102.
(3) Page 113.

c'est d'affirmer comme démontré ou comme certain, ce qui aurait besoin d'être prouvé avant d'être établi comme *loi*, comme *fonction*. De cette manière il est facile d'amener toutes les conséquences que l'on désire ; mais si l'on nie l'existence de ces prétendues lois générales, de ces fonctions physiologiques que toujours il met en avant ; si l'on fait voir que l'échafaudage de principes et de comparaisons, à l'aide duquel il veut les établir, s'écroule de lui-même, que deviendront ces lois, que deviendront ces fonctions ?

« Est-il vrai que les essentialistes aient fait
» de la fièvre (1) un être particulier, allant,
» venant dans l'économie, se cachant, se
» masquant, pour porter des coups perfides
» à l'organisation ? »

Oui, sans doute ! c'est ce que fait M. Bailly lui-même pour la fièvre intermittente, quoiqu'il ne veuille pas passer pour *essentialiste*, quoiqu'il redoute le nom d'*ontologiste* ; car, nous le demandons, n'est-ce pas pour la faire cacher et voyager à son gré dans l'économie, qu'il a imaginé *une influence nerveuse, une aura particulière* agissant sur nous d'une ma-

---

(1) Page 43.

nière subite , et donnant , quand bon lui plaît , l'impulsion à l'accès fébrile. Nous disons qu'il fait voyager la fièvre dans l'économie ; mais, n'est-ce pas elle qui, selon lui , *précipite des forces générales, tantôt sur une partie, tantôt sur une autre ?* Nous disons qu'il fait cacher la fièvre intermittente ou paraître sous une forme étrangère ; en effet, ne dit-il pas (1) « que la continuité des

» fièvres qui étaient d'abord intermittentes ,

» n'est qu'une continuité *apparente ?* et ail-

» leurs (2) lors même qu'une fièvre intermit-

» tente devient *subcontinue* et présente toute

» *l'apparence de la continuité*, elle n'a pas

» acquis *la plus légère ressemblance avec la*

» *fièvre continue.* »

N'est-il pas ontologiste et ne fait-il pas de la fièvre intermittente un être particulier, quand il dit que, pour constituer cette fièvre, il faut joindre à la stimulation du cœur et des vaisseaux, *un je ne sais quoi, une action ner- veuse ?*

L'on voit donc, qu'avec toutes ses explica- tions, qu'avec tous ses beaux raisonnemens,

(1) Page 41.
(2) Page 32.

M. Bailly retombe, pour le développement de la fièvre intermittente, dans le principe morbifique, dans le fluide nerveux ou toute autre action particulière et merveilleuse des anciens.... Pourquoi ne matérialiserait-il pas un peu le principe ou la cause première de cette fièvre? Pourquoi ne voudrait-il pas reconnaître le siége et le moteur principal des phénomènes qui caractérisent la fièvre intermittente, dans un ou plusieurs des organes que ses autopsies montrent constamment altérés chez ceux qui y succombent?

D'ailleurs, si c'est la lésion locale de ces organes, qui donne l'éveil à cette *influence particulière*, à cette *action nerveuse* qui produit la fièvre intermittente, comme il le dit (1); ou bien il est en contradiction avec lui-même quand il veut rendre cette action nerveuse, et par suite la fièvre, indépendante de la lésion locale; ou bien, il n'a aucun besoin d'admettre cette action mystérieuse; parce qu'il lui suffit des relations sympathiques de l'organe lésé avec les principaux viscères, pour expliquer tous les phénomènes généraux et nerveux possibles.

---

(1) Page 5o.

A l'interpellation qu'il fait, touchant les essentialistes, M. B*** se hâte de répondre pour leur justification : « Que les seules dé-
» nominations (1) de fièvre bilieuse, de fièvre
» cérébrale, de fièvre muqueuse, de fièvre
» nerveuse, indiquent nécessairement l'*in-*
» *tention* de rapporter chacune de ces mala-
» dies à un organe dont la lésion est pour eux
» la cause de la maladie; et, en cela, ils
» n'ont fait que suivre la route tracée par
» toute l'antiquité, qui a reconnu que, dans
» le plus grand nombre des cas, les fièvres
» n'étaient que des symptômes de phlegma-
» sies locales plus ou moins étendues. »

Pourquoi donc a-t-on donné le nom d'*es-sentielles* aux fièvres dont il s'agit ? pourquoi M. B***, lui-même, appelle-t-il *essentialistes* les médecins qui les ont considérées comme telles ? N'est-ce pas un peu de mauvaise foi, un peu d'injustice, envers M. Broussais, qui fait que l'on s'exprime ainsi ? Mais, c'est en vain que l'on voudrait lui enlever la gloire d'avoir, le premier, reconnu qu'il n'y avait point de fièvres essentielles, d'avoir découvert les lésions dont les fièvres ne sont que des

____

(1) Page 43.

symptômes; en un mot, d'avoir indiqué les organes malades dont les fonctions troublées et dont les influences sympatiques développent tous les phénomènes généraux ou nerveux, qu'on a appelé *fièvres essentielles*.

Si les anciens médecins revenaient parmi nous, ils seraient fort surpris de l'*intention*, sans doute très-louable, que leur prête M. Bailly; et, plus justes que lui, ils reconnaîtraient franchement les progrès que la nouvelle doctrine a fait faire à la science par les lumières qu'elle a su puiser à la fois dans la physiologie et dans l'anatomie pathologique.

Après avoir inutilement crié à l'erreur, relativement à la théorie physiologique des fièvres; après s'être long-temps refusé à l'évidence démontrée par les travaux de la nouvelle doctrine, touchant la nature des fièvres, touchant l'existence des lésions dont elles ne sont que des symptômes, l'on s'est étudié à prouver que ces vérités n'étaient pas nouvelles; l'on a fouillé partout dans les annales de la science pour y découvrir des idées vagues, que l'on cherche à féconder et que l'on veut regarder comme les idées-mères de la doctrine physiologique. En effet, M. Broussais a-t-il prouvé qu'il n'y a pas de fièvres essentielles? la nonessentialité des fièvres continues est-elle rendue si évidente par les travaux de la doctrine physiologique, que l'on n'ose plus nier une vérité aussi solidement établie? Aussitôt l'on soutient que cette vérité est connue depuis long-temps : *voyez*, nous dit-on, *les mêmes idées* dans Hoffmann, dans Rega, dans Baglivi, etc. Voulez-vous apprendre que la plupart des fièvres intermittentes ordinaires sont dues à une lésion de la muqueuse digestive? Voulez-vous connaître la nature des fièvres intermittentes pernicieuses, des fièvres larvées ou topiques? Voulez-vous avoir une théorie complète des irritations intermittentes ou des maladies périodiques? *Etudiez Plouquet, lisez Casimir-Médicus!!* La publication de l'Essai sur les irritations intermittentes a été sans doute une bonne fortune pour l'ouvrage de ce dernier médecin, à qui l'on a été bien aise d'attribuer en grande partie les idées que nous avons développées d'après les principes de la doctrine physiologique. Nous sommes loin d'envier les éloges un peu tardifs que l'on s'est empressé de donner à l'ouvrage dont il s'agit, lorsqu'on a voulu déprécier (1) celui

______

(1) Cette expression ne regarde qu'un certain docteur qui,

où nous avons essayé d'exposer la théorie physiologique des fièvres intermittentes et des maladies périodiques en général. La part de gloire que nous nous étions réservée était si

---

las sans doute de faire des livres qu'on ne lit pas et d'en lire qui ne sont plus à sa portée, fournit *gratis* des articles de journaux plutôt pour amuser que pour instruire ses lecteurs ; car il n'aborde jamais une question difficile ; il ne s'engage point dans des discussions relatives à la théorie et au diagnostic des maladies : ce n'est pas là son domaine ; c'est trop peu de choses pour une intelligence qui plane dans des régions plus élevées ; notre docteur fait de l'esprit en médecine ; il embellit des jugemens futiles ou évasifs, de sentences doctorales, entremêlées de latin, et voilà un article achevé...... Rend-il compte d'un ouvrage relatif à la nouvelle doctrine *qui n'est pas la sienne ?* Déjà offusqué par le titre, il ouvre le livre, compte les pages, parcourt avidement les citations ; et si, parmi les bons ouvrages consultés, il ne trouve pas celui dont il a encombré la boutique d'un libraire, c'en est fait de l'ouvrage qui lui passe sous les yeux..... qu'est-ce ? *c'est du papier....... du noir sur du blanc ! une masse appelée livre ! C'est un travail qui n'est pas attendu et qui est loin de remplir aucun vide....* Enfin il croit en dire assez pour épargner aux autres la peine infructueuse qu'il s'est donnée de lire ce qu'il ne comprend pas. Mais qu'en résulte-t-il ? que le public, peu satisfait de sa courtoisie, et toujours ingrat à son égard, dédaigne ses examens critiques, comme il a dédaigné *la partie médicale d'un examen de pathologie,* que l'auteur a *modestement publiée pour payer son tribut d'utilité!* Le docteur avait sans doute alors le petit amour propre, qu'il

faible, que cette réflexion ne peut nous être
suggérée par un intérêt personnel ; si nous la
faisons, c'est parce que nous y avons été naturellement conduit par le rapprochement
des fièvres continues et des fièvres intermittentes; c'est parce qu'il est affligeant qu'on
revendique, en faveur des étrangers, des
idées appartenant en entier au fondateur de
l'école physiologique et qu'on veuille faire
sortir de l'Allemagne la théorie physiologique
et toute française des fièvres intermittentes
et des maladies périodiques. Mais revenons
à M. Bailly :

« Je sais bien, nous dit-il, (1) que les
» fièvres ont reçu *ensuite* des noms particu-
» liers, lorsque le siége n'a pas été évident,
» et qu'on a supposé des états morbides gé-
» néraux qu'on a successivement appelés fiè-
» vres malignes, adynamiques pernicieu-

---

prête aux autres, de croire que son livre était attendu avec impa-
tience, qu'il serait très-utile et qu'il remplirait un vide important
en médecine. Eh bien ! il en fut autrement.... ce n'est pas notre
faute, nous étions alors sur les bancs de l'école, nous n'en eûmes
pas connaissance, et, si nous en parlons aujourd'hui, c'est pour
rappeler au public que M. *Reveillé-Parise* ne s'est pas borné,
durant sa vie, à faire des articles de journaux.

(1) Page 44.

» ses, etc. Mais il ne faut pas exiger de cha-
» que époque plus qu'elle ne peut donner...
» On a pu se tromper en ne voyant pas des
» lésions locales où il en existe aujourd'hui;
» mais cela n'est pas un motif pour mettre
» de côté les fonctions générales de l'éco-
» nomie qui n'ont pas de siége dans un or-
» gane plutôt que dans un autre, puisqu'elles
» consistent dans les actions réunies de plu-
» sieurs; et *voilà ce qui restera toujours vrai*
» dans l'opinion des essentialistes. »

Et voilà ce qui sera toujours une erreur dans l'opinion des médecins physiologistes : parce que, s'il est vrai, comme vient de le dire M. Bailly, que dans les fièvres malignes, adynamiques, pernicieuses, etc., l'on ait *sup-posé des états morbides généraux;* si, comme il est forcé de l'avouer, l'on s'est trompé à cet égard, en ne voyant pas des lésions lo-cales là où elles sont reconnues aujourd'hui par les travaux de la nouvelle doctrine; pour-quoi veut-il, à son tour, établir ou plutôt sup-poser *des fonctions générales de l'économie* qui n'aient pas de siége dans l'économie? si l'on s'est trompé, en supposant des états mor-bides généraux, M. Bailly se trompe en sup-posant des fonctions générales; parce que, si celles-ci pouvaient exister, ceux-là en seraient la conséquence immédiate. Or, comment peut-il ignorer que dans un corps composé d'une infinité de tissus différens, d'organes particuliers qui tous ont leurs fonctions propres, qui tous ont leur manière de vivre, d'agir, de sentir et d'être malade, il ne peut pas plus y avoir de fonctions générales que de maladies générales, ou qui les attaquent tous à la fois ; l'on sait que telle cause qui agit vivement sur l'un, influence peu l'autre, et ne fait rien à un troisième. L'on sait qu'il n'y a pas de causes générales qui puissent agir sur tous à la fois et troubler leurs fonctions. La maladie concomitante de plusieurs organes, et le dérangement des fonctions qui en est la suite, ne constitueront jamais un état morbide général. La lésion qui trouble les fonctions d'un organe important, peut bien déranger aussi celles de plusieurs autres organes qui sympathisent avec lui; mais le médecin physiologiste qui voit le point primitivement affecté ou l'organe d'où partent toutes les influences sympathiques, ne sera jamais tenté d'admettre ni fonction, ni maladie générales.

« Il y a une grande différence (1) entre
» dire que des symptômes nerveux sont es-
» sentiels dans un cas où l'on ne reconnaît
» pas une altération organique qui existe
» réellement, et croire à l'existence de symp-
» tômes nerveux qui, bien que liés à des lé-
» sions locales, exigent cependant une mé-
» ditation particulière. »

Toute la différence qu'il y a, c'est que, dans le premier cas, c'est-à-dire, du côté des essentialistes purs, ils sont conséquens avec eux-mêmes, en n'admettant pas, dans leurs fièvres, l'existence d'altérations organiques; tandis que, dans le second cas, c'est-à-dire, dans le parti de ceux qui admettent des symptômes nerveux essentiels avec des lésions locales reconnues, tandis que ceux qui veulent que ces symptômes soient indépendans des lésions et soient considérés à part sous le rapport de l'origine et du traitement, sont en contradiction manifeste avec eux-mêmes. Telle est, par exemple, la comparaison qu'on peut établir entre M. Alibert et M. Bailly : le premier, *dans son traité des fièvres intermittentes pernicieuses*, n'admet pas d'altérations

____

(1) Page 237.

organiques, ou bien il n'y attache nulle importance et ne voit aucun rapport entre la fièvre
essentielle qui tue le malade et l'altération
organique qu'on rencontre après sa mort ;
M. Alibert est au moins conséquent avec lui-
même ; car, puisque la fièvre est essentielle,
à quoi bon des altérations organiques ? Le second , *dans son traité anatomico-pathologique
des fièvres intermittentes simples et pernicieuses,*
reconnaît, dans tous les cas de fièvres pernicieuses, des lésions organiques très-marquées;
et soutient que si, dans plusieurs observations
de fièvres essentielles (1) , on n'a rien trouvé,
c'est *parce qu'on ne savait pas voir*, ou parce
qu'on ne connaissait pas l'importance des lésions qu'on rencontrait dans les organes de
ceux qui y succombaient... Il veut que la lésion et la fièvre, qui existent en même temps
chez tout malade atteint de fièvre intermittente, soient indépendantes l'une de l'autre ;
or, comment a-t-il pu concevoir cette existence simultanée , sans influence réciproque ?
Pourquoi a-t-il intitulé son ouvrage *Traité
anatomico-pathologique des fièvres*, si l'anatomie pathologique des organes n'a aucun

______

(1) Page 230.

rapport avec la fièvre des malades ? Quel rôle va-t-il donc faire jouer aux altérations organiques qu'il décrit avec tant de soins, s'il ne veut pas qu'elles soient pour quelque chose dans la production des symptômes nerveux ou fébriles qui constituent les fièvres intermittentes comateuse, cardialgique, convulsive, délirante, algide, etc. L'autopsie lui a fait voir des inflammations très-marquées, souvent aiguës du cerveau, de l'arachnoïde, de l'estomac, des intestins ; qu'a-t-il donc besoin pour expliquer le coma, la cardialgie, les convulsions, le délire, le froid prolongé des extrémités, etc., de mettre en mouvement soit une *aura particulière*, soit *des forces générales* ou *des forces nerveuses* qui se précipitent tantôt sur une partie tantôt sur une autre, qui se portent subitement à droite ou à gauche, aux pieds ou à la tête, et qui produisent tous les symptômes pernicieux indépendamment des lésions locales ou des inflammations dont il s'agit ? Et, puisqu'il admet que (1), dans certains cas, les symptômes fébriles ou dominans sont éveillés par les lésions locales ou par les organes malades, pourquoi ne le seraient-ils pas toujours ? Pourquoi s'ex-

______

(1) Page 237.

prime-t-il ainsi à cet égard ? « Je suis persuadé
» que, dans beaucoup de cas de gastro-entérites,
» la contraction des traits , la noirceur de la
» langue , la fuliginosité des lèvres , la séche-
» resse de la peau , la prostration des forces,
» dépendent *vraiment* de la phlegmasie qu'on
» a trouvée dans le cadavre. » Pourquoi dit-
il (1), « que plus nous avancerons dans la con-
» naissance de l'état matériel des agens sains
» et malades, et plus nous trouverons des
» rapports entre les symptômes et les altéra-
» tions cadavériques? »

Il nous semble que M. Bailly est assez
avancé sous ce rapport pour reconnaître, par
exemple , la cause des sueurs froides, du san-
glot, et du froid glacial des extrémités, dans
les malades attaqués de fièvres intermittentes
pernicieuses algide et *algide - singultante* ,
quand l'autopsie lui a fait voir chez eux des
gastro-entérites bien évidentes. Pourquoi donc
veut-il que *les fièvres algides tuent par la lésion
profonde des forces particulières qui produisent
la chaleur?*

D'autant plus qu'il rapporte (2) une obser-

______

(1) Page 230.
(2) Page 245.

vation de phlegmasie continue du péritoine qui
développe les mêmes symptômes, le même froid
glacial aux extrémités que les prétendues fièvres pernicieuses *algide* et *singultante ;* or,
pourquoi appelle-t-il simplement cette phlegmasie qui était accompagnée de fièvre, une
péritonite, au lieu de lui donner le nom de
fièvre *pernicieuse algide-péritonitique ?* N'est-
ce pas uniquement parce qu'elle ne présente
pas des accès ou des redoublemens périodiques ? N'est-ce pas parce qu'il s'en laisse imposer par le phénomène de l'intermittence ?
Je ne pense pas qu'il ait eu à cœur d'augmenter le tableau déjà si nombreux et si varié
des fièvres intermittentes pernicieuses essentielles, parce qu'alors il citerait quelquefois
le médecin célèbre qui l'a devancé dans cette
carrière...

« Il n'y a pas seulement dans l'économie
» des influences d'organes, ou des phéno-
» mènes généraux symptomatiques de lésions
» locales ; mais il y a encore *des forces géné-*
» *rales* plus ou moins susceptibles d'être mises
» en jeu par des maladies locales... Chaque
» phénomène nerveux peut (1), quoiqu'éveillé

____

(1) Page 261.

» occasionnellement par une lésion locale,
» s'en montrer indépendant, quant à l'énergie
» avec laquelle il se manifeste ; parce que,
» déjà avant la formation de cette maladie
» locale, le systême nerveux était exalté, et
» que la lésion locale a été plutôt l'occasion
» de l'explosion que la cause. »

Sans doute il y a des phénomènes généraux et nerveux qui ne paraissent point en rapport avec la lésion locale, soit à cause de la chaleur du climat qui exalte parfois la susceptibilité nerveuse des individus, soit à cause de l'organisation qui leur est propre. Il y a même des lésions locales très-graves, très-profondes, qui ne développent point de symptômes nerveux et aucun phénomène sympathique ; mais, s'ensuit-il de là qu'il y ait des *symptômes nerveux essentiels* (1), ou des symptômes qui ne dépendent d'aucune lésion locale et qui ne tiennent à la maladie d'aucun organe ? nous ne le pensons pas ; parce que ce serait admettre un être imaginaire, une maladie indépendante des organes dans un corps qui est tout organe. Il est vrai que dans les pays chauds lá susceptibilité ou l'irritabilité du systême

---

(1) Page 345.

nerveux est en général plus exaltée que dans
les pays froids ou tempérés, et que, chez ceux
qui habitent les premiers, la lésion la plus
petite peut quelquefois développer des symptômes généraux ou sympathiques plus marqués;
mais pourra-t-on jamais en conclure raison-
nablement que ces symptômes sont essentiels
ou indépendans de la lésion locale; et, lors
même qu'ils ne seraient plus en rapport avec
cette dernière, ou lorsque les organes secon-
dairement et sympathiquement affectés de-
viendraient, à leur tour, le siége d'une autre
lésion plus considérable que celle de la maladie primitive, cela ne prouverait pas autre
chose qu'une complication de maladies, que
l'existence simultanée et consécutive de deux
ou plusieurs lésions concourant à la destruction du malade. Dans tous les cas, n'est-il pas
vrai que si l'on parvenait à guérir de suite ou
à prévenir la première lésion, il n'y aurait pas
de symptômes généraux et sympathiques; elle
ne deviendrait pas cette lésion, la cause occasionnelle d'une ou de plusieurs autres affections qui, suivant la disposition des malades,
suivant l'importance des organes secondaire-
ment affectés, peuvent devenir prédominantes
et causer des accidens plus graves que l'af-

fection primitive. L'on sait que, chez un individu très-sanguin et très-irritable, surtout en été ou dans les pays chauds, une affection locale très-bornée, comme une plaie par instrument piquant, peut produire les convulsions, le tétanos. Supposons que deux personnes soient attaquées de panaris arrivés au même degré : chez l'un, l'on observe des symptômes locaux très-supportables; chez l'autre très-sensible, très-irritable, il y a des symptômes locaux de chaleur, de douleur, de tension, de battemens insupportables des artères, il y a des symptômes généraux de fièvre, d'innapétence, de dégoûts, d'agitation, d'insomnie et même de mouvemens convulsifs, de délire, etc. Eh bien! parce que, chez ce dernier, les symptômes ne paraissent pas en rapport avec la lésion locale, faudra-t-il en conclure, comme le fait M. Bailly dans une circonstance analogue (1), que ces symptômes constituent presque une *affection essentielle résultant de la faiblesse nerveuse?*

L'auteur du traité anatomico-pathologique

---

(1) Page 263.

des fièvres nous dit qu'il « *a prouvé* (1) *l'exis-*
» *tence des symptômes nerveux essentiels, sans*
» *aucune désorganisation particulière qui en*
» *soit la cause déterminante.* »

Quand on examine les preuves sur lesquelles il fonde son opinion, l'on trouve qu'elles ne sont rien moins que concluantes ; il cite un seul fait dans lequel il ne doit y avoir, selon lui, *qu'un dérangement de forces nerveuses sans modification de tissus* (2) ; et ce fait nous apprend qu'une femme fut attaquée d'une fièvre à laquelle se joignaient des *dégoûts continuels* ; elle *vomissait* le peu d'alimens qu'elle prenait. Pendant l'accès, la malade perdait la parole, le sentiment, et présentait les caractères d'une fièvre intermittente soporeuse. On avait employé inutilement les vomitifs, les lavemens irritans, les vésicatoires et les remèdes stimulans. M. Hoffmann fit prendre à la malade quatre-vingt-quinze gouttes de laudanum liquide ; une demi-heure après, le danger était disparu, la léthargie dissipée. Le lendemain, le kina fut prescrit pour prévenir le retour de l'accès ; mais les dégoûts reparu-

______

(1) Page 435.
(2) Page 436.

rent, et quelques efforts que fît la malade pour avaler ce remède, elle le vomissait incontinent; sous quelque forme que ce fût, on ne put le lui faire supporter. L'accès revint, mêmes symptômes, même emploi du laudanum, même terminaison. L'on ne put encore administrer le quinquina à cause des vomissemens de la malade. L'accès revint encore; mais on imagina d'administrer le laudanum une heure avant le retour de l'accès, et celui-ci ne reparut point.

Qu'est-ce qui prouve, dans cette observation, qu'il y ait eu des *symptômes nerveux essentiels?* Est-ce l'emploi du laudanum? Est-ce la terminaison de la maladie par suite de cet emploi? Mais beaucoup d'autres moyens et le laudanum lui-même avaient déjà été employés plusieurs fois sans succès. Ne reste-t-il pas à déterminer, comme l'a dit M. Bailly dans une autre circonstance (1), si la guérison a été obtenue par suite du traitement, ou malgré le traitement, ou sans aucune influence fâcheuse ni utile de celui-ci? d'ailleurs que signifient les dégoûts continuels et les vomissemens de la malade? n'indiqueraient-ils point *une*

---

(1) Page 473.

modification de tissu dans la muqueuse digestive , outre le *dérangement des forces nerveuses ?* nous le pensons et nous croyons que
ce n'est pas le seul cas d'irritation périodique
de l'estomac, ni la seule nuance de gastrite
intermittente dont les accès se soient arrêtés
par le moyen des narcotiques , ou malgré
l'emploi de ces médicamens.

« Dans toute fièvre intermittente il y a
» toujours, dit M. Bailly (1) , et sans ex-
» ception , une inflammation quelconque ou
» une lésion locale ; toute fièvre intermit-
» tente est une combinaison et de symptômes
» nerveux *qui constituent l'accès fébrile pro-*
» *prement dit*, et de certains phénomènes lo-
» caux qui, suivant leur plus ou moins grande
» activité, exigent un traitement spécial plus
» ou moins actif... De ce que des symptômes
» qui sembleront indiquer une lésion locale,
» paraîtront et disparaîtront avec l'accès, on
» aura grand tort de les croire purement es-
» sentiels. »

Pourquoi donc les symptômes, indiquant
une inflammation ou une lésion locale, paraissant et disparaissant avec l'accès , ne seraient-ils pas purement essentiels? pourquoi

____

(1) Page 265.

aurait-on grand tort de le croire, puisqu'il n'y a que cela de positif, que cela qui soit matériellement prouvé par les autopsies?

L'on voit, M. Bailly, que vous rejetez l'opinion des anciens relativement à la théorie des fièvres intermittentes. Vous n'êtes pas essentialiste relativement à la fièvre, puisque toute fièvre intermittente est, selon vous, la combinaison d'une lésion locale et de symptômes nerveux, puisque vous admettez constamment une lésion locale coexistant avec la fièvre et qui parfois donne l'éveil à celle-ci. Vous n'êtes pas de la nouvelle doctrine, ou essentialiste relativement à la lésion locale, puisque, selon vous, la fièvre peut survenir et exister sans cette lésion.

Qu'êtes-vous donc, M. Bailly? vous admettez tout et vous n'admettez rien : la fièvre intermittente est, pour vous, un être tellement composé, tellement mystérieux, compliqué ou inexplicable, qu'en lisant certaine page de votre livre, l'on ne doute pas que vous ne vouliez l'essentialité de cette fièvre ou des symptômes nerveux qui en constituent les accès; l'on croit que vous faites de la fièvre intermittente un être particulier très-variable dans ses effets, puisqu'un accès peut produire tantôt une

congestion vasculaire ou une vraie inflammation, tantôt des symptômes nerveux essentiels (1), comme la douleur, les convulsions,
le délire, etc.

L'on tourne le feuillet et l'on ne croit plus
à l'essentialité de la fièvre, parce que les
symptômes nerveux ou fébriles reçoivent
l'impulsion d'une lésion locale qui existe constamment, et qui souvent paraît et disparaît
avec chaque accès fébrile.

L'on va plus loin, et l'on est tenté de croire
que les symptômes nerveux existent isolément,
qu'ils sont tout-à-fait indépendans de la lésion
locale, parce qu'ils ne sont pas en rapport avec
elle par leur intensité, ni leur durée qui persiste, la lésion locale ayant disparu.

L'on tourne quelques feuillets encore, et
l'on trouve si constamment une inflammation
dans toute fièvre intermittente; l'on trouve
une telle coincidence entre le retour des
symptômes locaux inflammatoires et celui des
accès de fièvre intermittente; l'on trouve un
tel accord entre la disparition des symptômes
inflammatoires et la terminaison des accès
fébriles; l'on se rappelle d'ailleurs de *l'éveil*

____

(1) Page 264.

que donne quelquefois à la fièvre l'inflammation ou la lésion locale , et l'on est tenté de
conclure que M. Bailly est entièrement de
l'opinion de M. Broussais relativement aux
fièvres intermittentes.

Eh bien! l'on serait chaque fois dans l'erreur;
et, l'on trouve, en dernière analyse, que,
pour M. Bailly, ce qu'on appelait autrefois une
fièvre intermittente ou remittente essentielle,
simple ou pernicieuse, est un composé de
fièvre essentielle et d'inflammation locale
qui, chez le même individu, constituent deux
affections distinctes, isolées, indépendantes
l'une de l'autre, et qui n'ont pas la même
intensité relative ; deux affections qui
prennent bien la même direction dans leur
début, puisqu'elles attaquent le même malade,
mais qui, une fois déclarées, marchent en
quelque sorte sur deux routes parallèles, sans
se voir, ni se rencontrer, et qui exigent chacune un traitement à part !!

C'est là, il faut en convenir, *une de ces
idées les plus singulières qu'ait pu enfanter*
un cerveau égaré par son imagination. C'est
là une de ces idées à laquelle l'on ne se serait
jamais attendu (1), quelque persuadé que l'on

______

(1) Page 58.

puisse être *des déviations que la raison peut offrir quand elle ne voit les choses que d'un côté, quand elle n'a pour juger qu'un point de ralliement.* Mais nous ne ferons point à M. Bailly l'honneur ou l'injustice de lui attribuer l'invention de la théorie dont il s'agit : et voici ce que nous disions à cet égard (en 1821, dans le tome second des Irritations intermittentes :) « Plusieurs médecins, parti-
» sans de l'essentialité, ont bien senti la dif-
» ficulté qu'il y avait à faire produire immé-
» diatement par la fièvre et sans l'intermède
» de l'inflammation , les lésions (qu'on ren-
» contre chez les individus morts de fièvre
» intermittente;) aussi , pour trancher cette
» difficulté et pour conserver l'hypothèse de
» l'essentialité , disent-ils que les lésions dont
» il s'agit sont bien le résultat d'une inflam-
» mation, mais d'une inflammation secon-
» daire ou qui n'est qu'une complication de la
» fièvre. Admettons, pour un instant, la pré-
» tendue complication , et l'on sera forcé de
» convenir avec nous que cette complication
» existe presque toujours, puisque l'autopsie
» fait découvrir presque constamment des
» lésions; que cette complication est toujours
» une affection de même nature , puisque ces

» lésions sont toujours le résultat d'une in-
» flammation ; que cette complication atta-
» que toujours les mêmes organes, puisque
» c'est toujours dans le canal digestif ou ses
» annexes , qu'on rencontre les lésions dont
» il s'agit ; que cette complication existe dès
» le commencement de la fièvre, puisque ,
» dès le début de cette fièvre , on remarque
» des symptômes qui indiquent le trouble
» des fonctions de ces mêmes organes qu'on
» trouve lésés après la mort... Ainsi , voilà
» les partisans de l'essentialité , réduits ,
» même avec notre concession, à recon-
» naître , dans presque tous les cas de fièvre
» intermittente, deux maladies particulières,
» savoir : la fièvre essentielle, comme ma-
» ladie principale, et la phlegmasie de la mu-
» queuse digestive , comme complication ;
» ainsi, quand on verra un individu attaqué
» de fièvre intermittente quelconque, l'on
» dira : voilà deux maladies qui marchent de
» front sur le même individu ! voilà une fiè-
» vre et une inflammation, ou deux maladies
» distinctes , dont l'une vient compliquer
» l'autre , sans toutefois qu'elles aient entre
» elles le moindre rapport, ni rien de com-
» mun que la faculté d'exister ensemble ! »

Différer d'opinion , combattre avec raison et loyauté celle des autres ; rien de mieux :
la discussion développe, féconde les sujets les
plus arides , éclàire les plus embrouillés , con-
firme ou détruit les opinions suivant qu'elles
sont marquées au coin de la vérité ou de l'erreur. Mais , pour arriver à cet heureux et important résultat , il faut discuter de bonne
foi ; il ne faut pas faire dire à ses adversaires
ce qu'ils ne disent pas.

Pourquoi donc M. Bailly fait-il dire à
M. Mongellaz, dans son essai sur les irritations intermittentes, « mais, comme il ne
» voulait pas admettre des inflammations in-
» termittentes (1), il a cru pouvoir couper le
» nœud, en disant qu'une fièvre intermit-
» tente était un composé de plusieurs inflam-
» mations isolées qui se succédaient tous
» les jours, tous les deux jours, tous les trois
» jours, etc. »

Laquelle de son intelligence ou de sa bonne
foi, devons-nous accuser ici, puisqu'en ouvrant le premier volume des irritations intermittentes, l'on trouve rapportées un grand
nombre d'inflammations intermittentes? nous

----

(1) Page 57.

voulons si bien admettre des inflammations intermittentes, qu'au lieu d'en faire, comme autrefois et comme M. Bailly lui-même, des *fièvres latentes* ou *larvées,* des *fièvres topiques,* des *fièvres locales,* etc., nous leur donnons des noms puisés dans leur nature, en y ajoutant le type d'intermittence qu'elles présentent.

Il faut avoir une forte dose d'incrédulité ou de mauvaise foi pour nier (1) l'existence des inflammations locales intermittentes ou des phlegmasies revenant à des époques régulières, quand l'on trouve rapportées avec plus ou moins de détails, dans le premier volume des irritations intermittentes, six observations d'ophtalmies intermittentes quotidiennes , deux exemples d'ophtalmies intermittentes tierce et quintane, trois observations de coriza avec le type quotidien, deux exemples d'otites intermittentes quotidienne et double tierce, deux éruptions urticaires avec le type biquotidien et tierce, une scarlatine et une éruption ortiée avec le type quotidien, un érysipèle avec le type tierce, trois observations de rhumatismes intermittens quotidiens,

---

(1) Page 34.

deux rhumatismes avec le type tierce, un
autre rhumatisme articulaire avec le type
quarte, une affection goutteuse d'abord quotidienne, puis double quarte.

L'auteur des irritations intermittentes,
après avoir démontré, d'après les faits, que
les inflammations intermittentes externes
tantôt déterminaient des symptômes généraux, sympathiques ou fébriles, tantôt se
trouvaient bornées à des symptômes locaux;
après avoir fait connaître les causes, les
symptômes, le pronostic et le traitement de
ces affections, passe du connu à l'inconnu,
de l'extérieur à l'intérieur, et démontre encore, d'après les faits, qu'il y a un nombre
beaucoup plus considérable de phlegmasies
intermittentes internes, ou qui ont leur siége
dans les viscères; il prouve que ce sont ces
phlegmasies intermittentes qui, par les symptômes généraux qu'elles déterminent le plus
souvent, constituent presque toutes les fièvres
intermittentes essentielles simples ou pernicieuses des auteurs. Il rapporte, à cet effet,
plusieurs exemples d'encéphalites et d'apoplexies intermittentes quotidiennes, tierces,
quintane, nonane; des observations de fré-
nésie intermittente double tierce, de croups

intermittens avec le type quotidien et tierce ; des observations de toux, de catarrhes intermittens quotidiens, double tierce et quarte ; des pleurésies intermittentes tierces, des péripneumonies intermittentes quotidiennes, tierce et quintane ; des exemples d'hépatites, d'ictères avec le type quotidien, tierce, quintane et mensuelle ; des néphrites intermittentes quotidiennes, quintane et mensuel ; des métrites intermittentes quotidiennes, tierce et quarte ; des péritonites avec le type quotidien tierce et quarte ; enfin, plusieurs observations de gastrites, de gastro-entérites, de colites et de dyssentcries avec les types quotidien, tierce, double tierce, quarte, etc.

Depuis 1821, plusieurs observations de phlegmasies intermittentes ont été recueillies dans les journaux de médecine : *les Annales de la doctrine physiologique* nous en offrent souvent des exemples ; c'est ainsi que l'on trouve (dans les tomes 5, 6 et 7) plusieurs observations de gastrites, de gastro-entérites rémittentes et intermittentes ; dans ce dernier tome (page 164) l'on voit l'exemple d'un gonflement inflammatoire du genou qui se termine par le transport de l'irritation dans les viscères gastriques où elle produit des accès de fièvre tierce; dans le tome 6 (page 359), l'on voit, au contraire, une irritation gastrique, avec le type tierce, se terminer par le développement d'une tumeur inflammatoire à la cuisse du malade. Dans le même volume (page 351) se trouve une observation de pleurésie intermittente; plusieurs accès de cette phlegmasie aiguë de la plèvre, ont été observés, de deux jours l'un, par le docteur Reis; durant le jour d'intermittence, le malade était si bien et l'apyrexie si parfaite, que ce médecin avoue s'être mépris d'abord sur l'existence d'une véritable pleurésie; mais plusieurs retours réguliers et successifs ne lui laissèrent aucun doute sur le caractère de cette phlegmasie, dont il obtint la guérison par l'usage du quinquina.

Dans le tome 30, du *Journal universel des Sciences médicales* (page 88), l'on rapporte une observation de tumeur phlegmoneuse périodique quintane, observée par M. Caraven et guérie par le moyen des antiphlogistiques et du quinquina. M. Regnaut, principal rédacteur, dit, à la suite de cette observation, qu'on a vu le furoncle revenir périodiquement.

Dans le tome 17, du *Journal complémentaire* (page 240), l'on trouve une observation

d'apoplexie intermittente tierce , qui fut exas-
pérée par l'administration de l'ipécacuanha
et guérie par celle du quinquina. Dans le
tome 20 , page 279 , du même journal, le
docteur Durand rapporte l'exemple d'une
inflammation périodique de la joue, guérie
par le même médicament.

Dans les recherches très-intéressantes sur
l'inflammation de l'arachnoïde, faites par
MM. Parent et Martinet, l'on voit que cette
inflammation peut présenter un type intermittent bien tranché; ils rapportent plusieurs observations d'arachnitis intermittentes dans
lesquelles l'autopsie a pleinement confirmé le
diagnostic qu'ils avaient porté à cet égard.

M. Bailly, ne voulant pas tout-à-fait nier
l'existence des phlegmasies intermittentes internes, dit : « que les fièvres intermittentes (1)
» ne consistent pas toujours, comme l'a dit
» M. Broussais , et d'après lui MM. Mongel-
» laz, Boisseau, Bégin, Audouard, etc.,
» dans les inflammations revenant périodi-
» quement , ou dans les congestions inflam-
» matoires qui paraissent et disparaissent par
» accès. »

---

(1) Page 43.

Les fièvres intermittentes consistent donc quelquefois dans des inflammations paraissant et disparaissant par accès; cet aveu est assez remarquable dans l'opinion d'un médecin qui nie l'existence (1) des inflammations intermittentes externes.

« Nous sommes persuadé, dit-il ailleurs (2),
» que toutes les injections vasculaires inter-
» mittentes tiennent primitivement à l'action
» d'un organe interne qui est affecté; nous
» avons vu que le système nerveux pouvait
» exciter des ophtalmies intermittentes.... »
Ainsi donc M. Bailly a vu des opthalmies intermittentes, mais ce sont probablement des ophtalmies *non inflammatoires* ou d'autres affections *simulant* des ophtalmies !! Pour nous à qui il n'a jamais été possible de faire des distinctions aussi subtiles, il n'est pas étonnant que nous n'ayons jamais su voir que des ophtalmies de nature inflammatoire.

M. Bailly paraît aussi reconnaître des arachnitis et des apoplexies intermittentes ou qui se manifestent régulièrement avec les accès de la fièvre intermittente, puisqu'il dit :

____

(1) Page 34.
(2) Page 310.

« Qu'une injection violente de l'arachnoïde
» (dans la fièvre intermittente arachnitique)
» tuera de la même manière (1) que si cette
» injection était le résultat d'une véritable
» inflammation. » Mais, toutes les fois qu'il
s'agit du type intermittent, l'on voit qu'il ne
veut pas admettre de véritables inflammations;
sans doute, à cause de l'idée particulière
qu'il se forme d'une inflammation et parce
qu'il ne conçoit pas que, même dans son état
aigu, elle puisse se dissiper en quelques heures,
et se manifester de nouveau à des intervalles
égaux et plus ou moins rapprochés. Cependant
comme une arachnitis, de même que toute
autre phlegmasie, ne peut exister autrement
qu'avec des symptômes inflammatoires, et
qu'en changeant de type, elle ne peut pas changer de nature, il est curieux de savoir comment
M. Bailly s'en tire pour établir, entre une
arachnitis continue et une arachnitis intermittente, une différence réelle : dans une
arachnitis continue, le sang *est poussé vers la
tête par une cause extérieure qui l'y fixe* (2);
dans une arachnitis intermittente, *le sang est,*

---

(1) Page 312.
(2) Page 267.

en quelque sorte, lancé par une maladie dont la nature même est d'être intermittente; il est facile de concevoir, dit-il, que cette injection doit cesser d'exister quand sa cause disparaît; or, *il est de la nature des mouvemens fébriles de se terminer au bout d'un certain nombre de mouvemens organiques.*

Torti, Morton, Morgagni, ont rapporté des exemples d'arachnitis, d'apoplexies intermittentes, guéries par le quinquina; et ces observateurs ont pensé que ces maladies, qui tuent comme des arachnitis et des apoplexies véritables, devraient être considérées comme telles, si elles n'étaient pas guéries par le quinquina; mais ces inflammations présentant le type intermittent et guérissant par l'usage du quinquina, ils les appellent des fièvres larvées ou des fièvres pernicieuses; M. Bailly accuse ces auteurs de n'avoir pu comprendre de tels phénomènes, parce qu'ils ignoraient comment les fièvres pernicieuses tuent les malades et parce qu'ils ne connaissaient pas la nature des fièvres intermittentes.

Or, nous le demandons à tout médecin non prévenu, lesquels de Torti, Morton, Morgagni et de M. Bailly, voyaient plus clairement et plus simplement la chose ? Les premiers reconnaissent de véritables apoplexies et arachnitis; mais, à cause de leur type intermittent et dé leur guérison par le quinquina, ils se demandent si ce sont bien là des inflammations ou des fièvres intermittentes masquées sous l'apparenced'une inflammation. L'on voit évidemment que ces illustres praticiens restèrent dans le doute à cet égard, et que, n'ayant pas le secours de l'anatomie pathologique, ils s'en laissèrent imposer par le phénomène seul de l'intermittence. Comment donc M. Bailly, qui connaît de quelle manière les fièvres pernicieuses intermittentes tuent les malades; qui connaît, dit-il, la nature de ces fièvres, et qui devrait certainement la connaître, d'après le grand nombre d'autopsies qui lui ont fait voir, chez les individus morts de fièvres intermittentes comateuse ou apoplectique, convulsive ou arachnitique, des traces non équivoques de lésions inflammatoires, comment peut-il nous dire qu'une arachnitis intermittente diffère d'une inflammation continue de l'arachnoïde, parce que, dans le premier cas, *le sang est lancé vers la tête par une maladie dont la nature même est d'être intermittente, et parce qu'il est de la na-*

ture des mouvemens fébriles de se terminer au bout d'un certain nombre de mouvemens organiques ?

N'est-ce pas arriver, après beaucoup de raisonnemens et d'explications subtiles, à cette conclusion *lumineuse*, qu'une arachnitis est intermittente, parce qu'elle est intermittente ? M. Bailly n'ignore point que, dans une arachnitis continue, il y a aussi du sang *lancé* vers la tête, que cette phlegmasie est aussi accompagnée de fièvre ou qu'elle développe des symptômes sympathiques et des mouvemens fébriles ; pourquoi, dans ce dernier cas, n'est-il plus dans la nature des mouvemens fébriles d'être intermittens et de se terminer au bout de quelques heures ?

D'après ce que nous venons de dire, l'on s'aperçoit déjà que M. Bailly, tout en accusant les anciens de ne pas connaître la nature des maladies dont il s'agit, ne la connaît pas mieux lui-même. L'on voit que, médecin physiologiste, il ne veut pas cependant passer pour un partisan de l'école physiologique ; il flotte entre des opinions diverses, cherche à s'en former une dont il ne peut se rendre compte lui - même, et qu'il croit exposer quand il se perd dans des comparaisons

inexactes, dans des explications entortillées
et dans des subtilités mystérieuses que personne ne comprendra. L'on sera d'autant
plus convaincu de cette vérité que l'on avan-
cera davantage dans cet examen du *Traité
anatomico-pathologique des fièvres.*

« Lorsqu'on est atteint d'une fièvre inter-
» mittente (apoplectique), l'irritation ou l'in-
» flammation qui la provoque ou l'accom-
» pagne (1), n'est pas nécessairement dans
» le cerveau, et cet organe peut être d'ail-
» leurs dans un bon état, même chez un
» homme gros et replet... »

Pourquoi donc M. Bailly trouve-t-il constamment chez ceux qui sont tués par la fièvre
dont il s'agit, des altérations organiques dans
le cerveau? certes, il ne sera pas embarrassé
de nous répondre d'après sa théorie des fièvres intermittentes : il nous dira que les altérations du cerveau sont *le résultat de l'inflammation coexistant* (2) *avec la fièvre;* et la fièvre?... *le résultat de la constitution médicale !*
et, qui pourrait ne pas saisir aussitôt l'indépendance du *mouvement nerveux* qui constitue

---

(1) Page 269.
(2) Page 251.

la fièvre intermittente, des lésions organiques
produites par l'inflammation!!

« Il en est de l'apoplexie, comme de toutes
» les inflammations qui peuvent être sympto-
» matiquement éveillées par un accès fébrile ;
» et qui, quand elles ne sont que de simples
» congestions, sans altérations de tissu, peu-
» vent disparaître entièrement avec les accès...
» tantôt on peut guérir ces congestions ou
» inflammations locales et la fièvre persister,
» tantôt supprimer celle-ci et la lésion locale
» persister ; ce qui prouve l'indépendance
» de toutes ces lésions de la fièvre, *et vice*
» *versâ.* »

M. Bailly n'est-il pas de nouveau en contradiction avec lui-même, puisqu'il nous a
dit, précédemment, que c'était la fièvre qui
était *éveillée* par l'inflammation ou la lésion
locale ? pour n'être pas en contradiction, dans
le cas dont il s'agit, il faudrait que tantôt la
fièvre fût éveillée par l'inflammation, et que
tantôt l'inflammation fût éveillée par la fièvre ;
mais, dans l'un et l'autre cas, l'on ne voit
point de cause directe, l'on ne voit point
d'effet immédiat. La fièvre, pour être éveillée
par l'inflammation, devait déjà exister sous
forme latente ; il en était de même de l'in-

flammation. Ainsi donc, la lésion locale qui existe dans toute fièvre intermittente, n'est ni la cause ni l'effet de la fièvre, et la fièvre n'est ni la cause ni l'effet de la lésion. Ainsi, d'après cette espèce de théorie des fièvres intermittentes simples et pernicieuses, lorsqu'un malade est atteint de fièvre intermittente pernicieuse pleurétique, par exemple, il y a chez lui : 1°. congestion sanguine ou inflammation de la plèvre, caractérisée par un point de côté plus ou moins violent, la toux, la dyspnée, des inspirations courtes, gênées, et ne pouvant se prolonger sans augmenter la douleur de côté. 2°. Fièvre avec frisson, tremblemens, pouls tantôt lent et petit, tantôt dur et fréquent, céphalalgie, agitation, dégoûts, pandiculations, et puis chaleur, sueurs, etc.; le tout réuni constituera *une fièvre pernicieuse pleurétique :* tout médecin sait bien ce que c'est qu'une pleurésie; mais il n'en est pas de même de la fièvre pernicieuse. Qu'est-ce donc que cette fièvre, d'après la théorie de M. Bailly? est-elle essentielle, forme-t-elle un être particulier, *sui generis*, appelé fièvre pernicieuse? non, M. Bailly n'est point un *essentialiste pur,* comme nous l'avons vu; et il n'est *ontologiste* *que parce qu'il est plus commode* (1) *de suivre l'usage adopté.* Cette fièvre est-elle symptomatique de l'inflammation de la plèvre avec laquelle l'on reconnaît déjà qu'elle a des *liaisons intimes ?* non, M. B*** n'est pas partisan de la nouvelle doctrine. Qu'est-ce enfin que cette fièvre ?

« C'est une exagération de cet ensemble
» d'actes organiques (2) qui composent un
» *nyctéméron* et qui ont lieu de la manière
» suivante : 1°. Congestion matutinale de
» l'estomac et des intestins. 2°. Augmenta-
» tion des différentes influences nerveuses
» qui s'exercent sur toute l'économie, et qui,
» suivant la disposition particulière de l'indi-
» vidu et suivant les causes indiquées, don-
» nent lieu à tel symptôme nerveux plutôt
» qu'à tel autre. 3°. Cessation de la conges-
» tion par la position horizontale... » Et tout
cela constitue *une fonction qui excite* (3) *spécialement à tels ou tels phénomènes sympathiques ou nerveux.*

Mais, en bonne physiologie, toute fonction

---

(1) Page 153.
(2) Page 31.
(3) Page 269.

résulte de l'action d'un ou de plusieurs organes; nous demanderons donc à M. B***,
quel est ou quels sont les organes dont l'action plus ou moins exaltée, développe tels ou
tels phénomènes sympathiques et pernicieux?
Il n'y en a pas... d'après lui, c'est une *fonction générale* de toute l'économie... mais toute
l'économie peut-elle être malade, quand plusieurs fonctions n'en sont point dérangées,
quand l'action de plusieurs organes, comme
celle du cerveau, des systêmes locomoteur,
absorbant, secréteur, reste libre et intacte?
enfin, M. Bailly nous répondra *que la fièvre
pernicieuse n'est point le résultat d'une fonction spéciale exagérée* (1), *mais l'altération
d'une fonction d'ensemble dont le siége est partout et nulle part.*

Nous voyons déjà que les conséquences déduites de la théorie de M. B***, relativement
aux fièvres intermittentes pernicieuses, con-
duisent ou à l'essentialité, ou à l'absurdité.
Reprenons l'inflammation de la plèvre, qui
accompagne la fièvre pernicieuse pleurétique:
cette inflammation n'est pas l'effet de la fièvre, d'après ce qu'on vient de dire; cepen-

______

(1) P. 117.

dant tous les deux jours l'on voit paraître un accès de fièvre avec les symptômes d'une congestion pleurétique, qui se manifestent en même temps que la fièvre, qui durent plusieurs heures et disparaissent de telle sorte que le malade se trouve bien et peut quelquefois se livrer à ses occupations pendant tout le temps qui sépare les accès fébriles et le retour des symptômes inflammatoires de la plèvre. Si la fièvre et la pleurésie sont indépendantes l'une de l'autre, comment peut-il se faire qu'elles se suivent de près, et qu'elles s'accordent presque constamment par leur retour, leur durée, leur intensité? or, ceci n'est point une supposition ; puisque nous rapportons, dans le tome premier des Irritations intermittentes, plusieurs observations de vrais catarrhes, de pleurésies bien caractérisées qui revenaient périodiquement tantôt avec des symptômes fébriles proportionnés à ceux de l'inflammation, tantôt sans fièvre et seulement avec les symptômes locaux de l'inflammation. Sauvages dit (tome deuxième de sa Nosologie méthodique): « j'ai vu une vraie » pleurésie, accompagnée de tous les signes » pathognomoniques, laquelle était pourtant » intermittente, de manière que le malade

» avait la pleurésie de deux jours l'un et pa-
» raissait ensuite se bien porter. » M. Bailly
lui-même rapporte une observation (1), sous
le nom *de fièvre pernicieuse pleurétique*, dans
laquelle les exacerbations quotidiennes de la
pleurésie correspondaient exactement avec
les accès de la fièvre; il n'a fallu rien moins
que huit saignées pour dompter les symptômes
inflammatoires de la pleurésie. L'auteur, dans
cette circonstance, regarde l'accès de la fièvre comme la *cause* des exacerbations de la
phlegmasie. Ce qu'il y a de plus marqué, de
plus saillant, de mieux caractérisé dans cette
observation, c'est l'inflammation de la plèvre;
et, parce qu'elle éprouve des exacerbations
périodiques, l'on veut qu'elle soit l'effet de
la fièvre pernicieuse!!

M. Bailly rapporte trente-cinq observations de fièvres intermittentes pernicieuses
suivies d'autopsie : ces autopsies prouvent que,
chez tous ces malades, il y avait des lésions
occasionnées quelquefois par l'inflammation
seule du cerveau et de l'arachnoïde, quelquefois par la lésion des organes digestifs seulement, et le plus souvent par l'inflammation

---

(1) Page 253.

simultanée des organes cérébraux et digestifs.

Une de ces prétendues fièvres pernicieuses
qu'il a le plus observée et dont il rapporte un
plus grand nombre d'observations, c'est la
fièvre intermittente *comateuse-convulsive*.
Prenons, pour exemple, celle du n°. III (1)
dont l'auteur a vu plusieurs accès et dont
l'autopsie lui a fait voir une arachnitis et une
légère gastro-entérite : le malade qui en est
l'objet, tombait à chaque accès dans un état
de stupeur et de coma très-marqués ; il ne se
réveillait que lorsqu'on l'appelait ; le pouls
était fréquent et fort ; la peau brûlante ; les
avant-bras étaient fléchis sur les bras de telle
sorte qu'on ne pouvait les étendre ; il y avait
parfois soubressaut des tendons. Dans l'intervalle des accès, le malade reprenait entièrement ses facultés intellectuelles ; les bras
n'étaient plus contractés et reprenaient leur
état naturel. M. Bailly avoue que, chez ce
malade, *l'injection de l'arachnoïde était périodique, puisque les contractions des bras
cessaient et revenaient chaque jour régulièrement comme les accès de la fièvre.*

____

(1) Page 157.

Remarquons que, quand il s'agit du diagnostic ou de l'interprétation des symptômes
de la fièvre pernicieuse, l'on ne veut reconnaître que des *injections*, et qu'en ouvrant les
cadavres, l'on nous fait voir constamment
des inflammations bien tranchées! mais enfin,
voilà une injection de l'arachnoïde qui présente le type intermittent quotidien : or, du
moment qu'il est reconnu par M. Bailly, lui-
même, qu'une injection sanguine peut être
intermittente ou périodique, n'est-il pas évident que cette injection peut, sous ce même
type, augmenter au point de constituer une
véritable inflammation, et peut devenir assez
vive pour produire toute espèce de symptômes
généraux et fébriles? Cette conséquence étant
admise, qu'est-il besoin de se perdre en raisonnemens subtils pour se rendre compte d'un accès de fièvre coincidant avec le retour d'une
injection ou d'une inflammation périodique?
N'est-il pas plus raisonnable et plus conforme
aux progrès de la physiologie et de l'anatomie
pathologique (qui ont déjà fait justice de l'essentialité des fièvres pernicieuses continues ataxique, adynamique, maligne, nerveuse, etc.),
de considérer toute fièvre pernicieuse intermittente comme dépendante des affections

locales qu'on observe constamment avec elle?

Quand l'autopsie nous fait voir des lésions dans un ou plusieurs organes dont les fonctions étaient troublées pendant l'existence d'une maladie continue ou périodique, pourquoi les symptômes généraux, sympathiques ou fébriles qui surviennent, durant son cours, feraient-ils changer notre diagnostic, touchant la nature de cette maladie? Ne sait-on pas que les symptômes fébriles, qu'ils soient continus ou intermittens, peuvent varier à l'infini, suivant la disposition des malades, suivant le degré d'intensité de la lésion locale, et suivant une foule de circonstances particulières? il peut être curieux et instructif de noter ces variations; mais, faut-il perdre de vue l'affection locale, la lésion matérielle des organes, pour saisir des symptômes fugitifs et variables à l'infini, pour leur donner des noms particuliers, pour leur faire jouer un rôle à part, dont on ne peut plus se rendre compte lorsqu'on interroge les cadavres?

M. Bailly nous dit que, dans les circonstances dont il s'agit, *la fièvre revient, parce qu'il est dans sa nature d'être intermittente :*

et l'inflammation, pourquoi revient-elle périodiquement? ne serait-il pas aussi dans sa nature d'être intermittente? nous le pensons. M. Bailly n'est pas de notre avis et ne peut concevoir qu'il puisse être dans la nature d'une inflammation aiguë, de se terminer plus ou moins promptement et de revenir à des époques déterminées... Quand, pour porter, à cet égard, la conviction dans son esprit, nous procédons du connu à l'inconnu ; nous allons de l'extérieur à l'intérieur ; quand nous commençons par lui montrer plusieurs observations de phlegmasies intermittentes placées à l'extérieur, sous formes d'ophtalmie, de coryza, d'otite, de scarlatine, d'érysipèle, de rhumatisme, de goutte, etc.; que fait M. Bailly? il ferme les yeux... Que répond-il? il nie les faits...

Nous allons voir cependant qu'il admet des fièvres locales : « En examinant toutes *ces* » *fièvres locales* sur un grand nombre de ma- » lades (1), l'on passe, par des nuances in- » sensibles, des cas où les symptômes géné- » raux sont très-marqués, à ceux *où ils ne* » *peuvent être aperçus qu'avec beaucoup d'at-*

____

(1) Page 281.

» *tention*, et enfin à ceux où ils sont *latens*
» *comme dans l'état de santé;* mais ces der-
» niers cas sont plus rares; et, je le répète,
» si on n'en a pas fait mention, c'est par
» cette tendance de notre esprit à présenter
» les objets par le côté qui prête au merveil-
» leux. »

M. Bailly reconnaît donc l'existence des fièvres locales sans symptômes généraux sensibles ou apparens, c'est-à-dire, *des fièvres locales sans fièvre*, des fièvres locales qui ne sont autre chose que les *fièvres larvées, masquées* ou *déguisées* des anciens. En reconnaissant l'existence de ces prétendues fièvres et en niant celle des inflammations intermittentes locales, il est encore manifestement en contradiction avec lui-même; car il sait très-bien qu'au rang des fièvres latentes, cachées ou déguisées des anciens, se trouvent des scarlatines (1) d'autres phlegmasies cutanées (2), des érysipèles (3), des gouttes et

---

(1) Morton, *opera omnia, hist.*, 24.

(2) Lorry, *de morbis cutaneis.* Storck, *annus medicus secundus, page* 167.

(3) Kaiman, *act. nat. curios.*, tome 5.

des rhumatismes (1) ; c'est ainsi que Morton, sous la dénomination de fièvre larvée ou dissimulée, rapporte l'exemple d'un rhumatisme avec le type quotidien et tierce ; ce rhumatisme revenait effectivement, tous les jours ou de deux jours l'un régulièrement, avec des douleurs très-intenses dans les articulations ; Morton nous dit positivement qu'*il n'y avait ni dans le pouls, ni dans le tempérament du malade, aucun indice de fièvre.* Si nous rappelons en particulier cette observation, c'est parce qu'on s'en est servi pour établir une *fièvre pernicieuse rhumatismale ;* le praticien anglais ne se serait guères douté qu'un jour l'on rendrait *pernicieux et essentiel,* le symptôme qu'il dit ne point exister !

Les cas de fièvres larvées ou latentes sont bien loin d'être aussi rares que le prétend M. Bailly, puisque Morton, Torti, Lautter, Werlhof, Senac, Medicus, etc., en fournissent des exemples ; et, puisqu'un grand nombre des observations plus récentes de phlegmasies et de névroses intermittentes, que

---

(1) Werlhof, *observationes de febribus.* Musgrave, *de arthritide regul., cap.* 9. Senac, *de recondità febr. intermitt. naturâ, page* 136.

nous rapportons dans notre ouvrage , étaient encore appelées des fièvres *larvées* ou *cachées sous diverses formes, des fièvres topiques, locales,* etc.

Après avoir nié formellement l'existence des inflammations intermittentes locales, l'on devait bien s'attendre à ce que M. Bailly épuisât toute sa logique pour prouver son inconcevable négative ; mais l'on ne pouvait présumer qu'à défaut de bonnes raisons, qu'à défaut de faits contradictoires, il userait de mauvaise foi ; qu'il abrégerait, mutilerait les observations nombreuses d'inflammations , de névroses intermittentes locales que nous avons rapportées dans le tome premier des Irritations intermittentes, et qu'il choisirait les moins complètes ou qu'il en ferait des résumés à sa manière (1), pour les rendre moins concluantes, et avancer que ces *résumés* suffisent pour donner une idée de ce qu'on appelle irritation intermittente locale , pour prouver qu'on a confondu ce qui est primitif de ce qui est symptomatique.

Sur quarante et une observations de phleg-

----

(1) Comme on peut le voir principalement pour les observations , sous les n°s. 11, 12, 14, 21, 40, etc.

masies intermittentes externes que nous rapportons dans l'ouvrage indiqué et qui ont leur
siége, soit dans les muqueuses conjonctive,
nazale et auriculaire, soit à la peau, sous forme
d'éruption, d'érysipèle, d'érythême ; soit dans
le tissu cellulaire sous-cutané, sous forme de
gonflement, de fluxion ; soit dans les muscles
et les articulations, sous forme de goutte, de
rhumatisme, avec les types quotidien, tierce et
quarte, M. Bailly en choisit *dix-neuf* qu'il ar-
range à sa manière, et à la suite desquels il s'é-
crie : « Et ce sont de telles observations (1)
» que l'on cite comme des irritations intermit-
» tentes locales ! » Oui, ce sont ces observations telles qu'elles existent dans notre ouvrage, telles qu'elles ont été observées par
plusieurs médecins anciens et modernes, on-
tologistes et physiologistes ; ce sont la plupart
de ces observations qui fixeront toujours l'attention de tout médecin non prévenu et de
bonne foi. Pourquoi n'a-t-il pas pris la peine
de reproduire en entier une seule observation
comme celles que nous rapportons, entr'autres, sous les n°ˢ. 7 et 8, et page 153? s'il a
jugé à propos de ne pas en faire mention,

---

(1) Page 280.

c'est sans doute parce qu'elles offrent des exemples d'ophtalmies pures et simples , sans fièvre , sans symptômes généraux , gastriques ou fébriles ; deux de ces phlegmasies reviennent tous les jours , c'est-à-dire , sous le type quotidien ; l'autre présente le type tierce ; celle-ci se déclare chez une demoiselle qui était déjà , depuis long-temps , sujette à une inflammation continue du même œil qui fut attaqué d'ophtalmie intermittente. Pendant l'accès , l'inflammation était si intense qu'elle ressemblait au chémosis ; les sangsues et les émolliens furent d'abord employés , presque sans succès, et le quinquina , administré le jour d'intermittence , prévint le retour de cette affection.

Dans l'observation sous le n°. 8 , il s'agit d'une jeune demoiselle qui a l'imprudence de se laver la face et les yeux avec de l'eau froide , pendant qu'elle a ses règles ; l'écoulement menstruel s'arrête et une ophtalmie se déclare ; elle disparaît le lendemain et revient régulièrement de deux jours l'un. La nature périodique de la cause , le traitement par les sangsues et les antiphlogistiques , qui seul guérit la malade , indique assez, je crois, la nature inflammatoire de l'affection dont il s'agit , bien qu'elle présentât le type tierce.

Dans les trois exemples d'ophtalmies inter-mittentes dont il s'agit, il n'y avait aucun phénomène sympathique, fébrile où gastrique ; il n'y avait que des symptômes locaux établis-sant une maladie purement locale ; ces oph-talmies et plusieurs autres affections inter-mittentes locales, inflammatoires et nerveuses, que nous rapportons avec détail dans l'essai sur les Irritations intermittentes, prouvent que M. Bailly a tort quand il dit : « Toutes » les fois que les faits rapportés par M. Mon-» gellaz, le sont avec quelque détail (1), il » n'y a pas le moindre doute sur la coexis-» tence d'une affection interne qui a excité la » lésion locale. »

Dans son courroux contre les inflamma-tions locales intermittentes dont il se hâte de nier l'existence, M. Bailly va partout cher-chant dans les *dix-neuf résumés* de phleg-masies intermittentes, qu'il veut bien offrir à ses lecteurs, quelques phénomènes généraux, sympathiques où fébriles, quelques symp-tômes indiquant le trouble des fonctions di-gestives, qu'il a soin de faire imprimer en ca-

(1) Page 280.

ractère italique pour les rendre plus saillans et à l'aide desquels il veut établir que toute maladie intermittente locale *est entièrement subordonnée* (1) *à l'état du systême nerveux abdominal.*

Nous lui demanderons donc ce qu'il entend *par systême nerveux abdominal ;* nous lui demanderons pourquoi il se plaît tant à généraliser, à embrouiller ce qui serait clair, si reconnaissant, comme il le dit (2), *une grande vérité sentie et exprimée* par Torti, Medicus et tous ceux qui ont étudié les fièvres intermittentes en grand, il disait franchement comme eux que toute fièvre intermittente locale, que toute affection périodique, quelque soit sa nature, quelque soit son siége à l'intérieur ou à l'extérieur, dépend toujours d'une affection primitive et essentielle des premières voies ou du canal digestif.

Nous aurions eu nous-même beaucoup de tendance à embrasser cette opinion, si des faits assez nombreux ne nous eussent forcé d'en adopter une autre qui nous paraît plus exacte. Puisque les faits sont là, puisqu'ils ont

***

(1) Page 285.
(2) Page *id.*

été observés par un grand nombre de médecins de toutes les opinions, que plusieurs
d'entre eux sont consignés depuis long-temps
dans les annales de la science, il faut bien
les admettre et en adopter les conséquences :
parmi les observations que nous avons recueillies dans notre ouvrage, les unes prouvent qu'il y a des affections intermittentes
locales, sans fièvre, sans symptômes gastriques et généraux; les autres, comme on en
voit des exemples sous les n°s. 5, 20, 21, 40,
66, établissent que les symptômes généraux
gastriques et fébriles dépendent de l'influence
sympathique soit d'une phlegmasie, soit d'une
névrose intermittente externe; en effet, du
moment que les symptômes locaux sont très-
intenses, l'on voit survenir de la fièvre ou
des phénomènes sympathiques très-marqués;
quand les symptômes locaux diminuent d'intensité, il y a moins de fièvre; l'on voit di-
minuer, dans les mêmes proportions, et la
fièvre ou les phénomènes sympathiques qui
la constituent et les symptômes locaux de
l'affection intermittente; l'on voit la fièvre
ne survenir parfois que quelque temps après
l'existence de cette dernière affection ou lorsqu'elle devient plus intense. Enfin, dans cer-

tains cas, la lésion locale persiste après la disparition des symptômes généraux, mais à un degré si faible qu'elle ne peut plus exercer d'influences sympathiques.

Sans doute aucun médecin ne peut ignorer les relations sympathiques très-grandes, très-intimes qui existent entre les organes diges-tifs et la peau, et les membranes muqueuses qui s'ouvrent à l'extérieur du corps, et les articulations et tout le système locomoteur; l'on sait aujourd'hui ce qui produit la douleur des articulations, la faiblesse des membres, les symptômes adynamiques dans les fièvres continues; l'on doit savoir également que les ophtalmies, les coryza, les angines, les éry-sipèles, les éruptions cutanées, les affections goutteuses et rhumatismales, existent rare-ment sans que les organes digestifs s'en res-sentent, sans que leurs fonctions n'en soient plus ou moins dérangées; il arrive même sou-vent que le foyer principal de l'irritation soit dans le canal digestif; il arrive fréquemment, surtout dans les angines, dans les affections cutanées et goutteuses, que la lésion primitive soit dans l'estomac; c'est ce que nous avons fait remarquer en rapportant des observations de ces dernières affections sous le type intermittent; et c'est à cette occasion que M. Bailly s'écrie : « Que signifie un tel aveu quand vous » écrivez précisément (1) pour prouver qu'il » y a des irritations intermittentes externes ? » Cela signifie que nous ne sommes point exclusifs ni de mauvaise foi ; cela signifie que, dans plusieurs circonstances, nous avons parfaitement reconnu tantôt un dérangement des fonctions digestives occasionné par l'influence sympathique de l'affection intermittente externe, tantôt une altération primitive de l'estomac dont celle-ci n'était qu'un symptôme.

Quand nous avons dit que les irritations intermittentes externes étaient le plus souvent des affections purement locales, nous embrassions dans un seul et même cadre toutes les irritations intermittentes inflammatoires, subinflammatoires, hémorragiques et nerveuses qui ont leur siége à l'extérieur du corps, parce qu'en effet ces trois dernières espèces d'irritations intermittentes sont rarement dépendantes d'une lésion gastro-entérique et bien moins souvent accompagnées de phénomènes sympathiques et fébriles que les premières.

____

(1) Page 280.

Toutes les fois que nous avons parlé des irritations inflammatoires en particulier, nous avons toujours dit que souvent elles étaient accompagnées ou précédées des symptômes généraux et gastriques dont il s'agit. La preuve de ce que nous disons, c'est que notre conclusion citée par M. Bailly (page 280) est suivie de celle-ci : « Nous avons vu que ces » quatre espèces d'irritations constituaient » toujours ou des phlegmasies, ou des hémor-» ragies, ou des subinflammations, ou des » névroses avec le type intermittent. » L'on conçoit facilement pour quelle raison il ne s'est point donné la peine de joindre cette conclusion à celle dont il s'agit.

Nous rapportons, sous le n°. 15, un exemple d'otite intermittente locale qui, loin de dépendre d'une affection primitive des viscères gastriques, se termine au contraire par le transport sur ces derniers de l'inflammation intermittente qui avait lieu primitivement dans le conduit auriculaire. L'on voit, sous les n°s. 16 et 70, des irritations intermittentes inflammatoire et nerveuse dans lesquelles les symptômes généraux gastriques et fébriles deviennent prédominans et persistent, l'affection locale ayant disparu ; l'on voit aussi,

sous les n°s. 8 , 22 et 41 , des exemples d'affections intermittentes locales qui se terminent par le retour des menstrues; dans ces
cas, n'est-ce pas une espèce de mouvement
critique qui déplace l'irritation et la porte de
l'extérieur à l'intérieur ?

M. Bailly, trouvant dans l'observation, sous
le n°. 15 , une objection très-forte à sa théorie
des fièvres locales, puisqu'il s'agit d'une affection intermittente locale qui, loin d'être
accompagnée de fièvre , se termine au contraire par un véritable accès de fièvre intermittente , se croit obligé de donner une ré-
ponse spéciale relativement à cette observation, et voici comment il s'exprime à cet égard :
« Il n'est rien de si facile que l'explication (1)
» de cette succession des phénomènes : un
» homme éprouve d'abord de vives douleurs
» d'oreille, mais ce n'est pas le résultat d'une
» inflammation locale *franche,* car il n'est
» point fait mention d'un gonflement local. »
Et depuis quand y a-t-il fallu un gonflement
local visible dans la membrane qui tapisse le
conduit auditif, pour y constituer une *inflammation franche?* M. Bailly ne se rappelle donc

______

(1) Page 286.

pas qu'il a dit lui-même : « que quelque qua-
» lité (1) qu'on donne au gonflement, il sera
» toujours possible de citer des cas *reconnus
» inflammatoires* par la masse des médecins,
» et qui n'auront pas cette qualité. »

D'ailleurs, que fallait-il de plus dans l'observation dont il s'agit, pour constituer une
otite véritable? puisque nous lui trouvons,
pour cause prochaine, les intempéries de l'air,
pour cause éloignée, la cessation d'un flux
hémorroïdal; puisque à chaque accès, le malade éprouve des douleurs tantôt déchirantes,
tantôt sourdes dans l'oreille, douleurs qu'il
compare à des coups de marteau, à des tirail-
lemens, à une chaleur brûlante. Le moindre
mouvement, le bruit le plus léger est pour lui
un supplice; le pouls est fréquent, la peau
brûlante, la figure animée, les yeux brillans,
les muscles de la face du côté malade visible-
ment retractés. Que faut-il de plus pour faire
reconnaître la nature inflammatoire de cette
affection auriculaire? le praticien qui l'a observée, l'a traitée d'ailleurs par deux applications de sangsues derrière l'oreille, une autre
au fondement, puis par les fumigations, les

---

(1) Page 98.

injections émollientes et narcotiques dans le conduit auriculaire. Ces moyens ne suffisant pas pour guérir le malade, et M. le docteur Bourgeois ayant reconnu dans cette affection une intermittence réglée en double tierce, prescrivit le quinquina, à l'aide duquel les douleurs auriculaires étaient devenues très-légères; l'on continuait l'emploi de ce médicament, lorsqu'on fut obligé de le suspendre par l'invasion d'un accès de fièvre complet, qui débuta par un frisson bien marqué et pendant lequel les douleurs d'oreille furent presque nulles. Eh bien! que répond à ce fait M. Bailly? il nous dit que cette observation est *très-précieuse* (1), *pour démontrer manifestement l'état du systême abdominal dans tous les cas de fièvre locale!* Mais le praticien, qui a vu le malade, ne nous dit pas que l'état de son systême abdominal fut changé ; il nous dit seulement que, dans l'intervalle des accès, le malade était calme et dormait d'un bon sommeil. Que conclut de ce silence M. Bailly? Il en conclut que l'état morbide des fonctions digestives était *latent;* et la preuve? c'est *qu'il éclate enfin* (2) et la douleur locale disparaît

---

(1) Page 287.
(2) Page *id.*

au moment où la fièvre survient; il nous dit que, dans le principe, l'état de l'abdomen se manifestait seulement par une congestion nerveuse locale ,... puis le dérangement intérieur change, se modifie, il excite toute l'économie; dès-lors, disparition de toute exaltation partielle... Voilà ce qui s'appelle voir *sans prévention et avec un esprit éclairé par la physiologie*, un cas d'affection intermittente locale!!

En pareilles circonstances, les anciens, qui ne pouvaient pas concevoir une affection intermittente sans fièvre, qui croyaient le phénomène *d'intermittence* essentiellement lié à celui de *fièvre*, supposaient que la fièvre existait constamment, mais qu'elle était latente, cachée, déguisée. Quelques médecins modernes ont pensé qu'alors la fièvre, bien qu'elle n'existât point ou qu'elle ne fût pas sensible, était plus à craindre que lorsqu'elle existait réellement : de là le nom de fièvre *pernicieuse* qu'ils ont quelquefois substitué à celui de fièvre *larvée*. M. Bailly va plus loin à cet égard, et pour prouver sans doute qu'il n'est pas *essentialiste*, ce n'est plus seulement une fièvre qui est *latente* ou *déguisée*, c'est, selon lui, *un état morbide de l'abdomen ou des fonctions digestives, qui est latent, qui se déguise, se modifie à volonté et excite toute l'économie.*

Si nous examinons dans quel but l'on a fait toutes ces suppositions gratuites, nous trouvons que c'est uniquement pour se rendre compte du phénomène de l'intermittence ; nous voyons que c'est pour se rendre raison du retour d'une affection qui n'a eu qu'une existence passagère. Mais de ce qu'on ne pourrait pas expliquer un fait, faudrait-il en nier l'existence ou le voir autrement qu'il se présente naturellement ? L'on sait qu'il y a dans la nature un grand nombre de phénomènes périodiques ou intermittens ; l'on sait, qu'en nous, plusieurs fonctions s'exécutent périodiquement ; or, puisqu'il y a des phénomènes physiologiques intermittens, pourquoi n'y aurait-il pas aussi des phénomènes pathologiques intermittens ? Et, si l'on ne peut avoir la raison directe des premiers, pourquoi voudrait-on trouver celle des seconds ? l'existence de ceux-ci n'est-elle pas la conséquence nécessaire de ceux-là ? Avant que M. Bailly nous eût rien appris à cet égard ; avant qu'il eût imaginé une *fonction pathologique ad hoc ;* la connaissance des phénomènes naturels et des fonctions qui ont un type intermittent dans l'état de santé, l'existence des causes dont le propre est d'agir à des époques régulières, nous suffisaient pour admettre et pour expliquer le développement de la plupart des maladies périodiques occasionnées par le trouble de ces mêmes fonctions ou développées par l'action des causes dont il s'agit.

Avant M. Bailly, l'on savait que le siége principal des affections intermittentes, était dans les organes digestifs; et que, de leur lésion pouvaient partir des influences sympathiques vers les principaux viscères et vers un organe quelconque de l'économie, suivant la nature des causes, la disposition générale des individus affectés et suivant la disposition spéciale de tel ou tel organe, au moment où l'affection gastrique, gastro-entérique, se déclarait. Avant la publication du traité anatomico-pathologique, il suffisait à notre intelligence, pour concevoir le retour périodique de certaines affections du cerveau, des organes des sens et des organes digestifs, d'observer une périodicité bien marquée dans les fonctions de ces organes, de reconnaître que, chaque matin, nos sens sont excités périodi-

quement par la lumière, la chaleur du soleil,
par l'impression des agens physiques qui
nous environnent; que notre cerveau est mis
en activité par l'influence périodique des idées
que lui suscitent les objets qui frappent nos
sens ; notre estomac, par les alimens et les
boissons qu'on est dans l'habitude de lui en-
voyer pour satisfaire aux besoins périodiques
de la faim et de la soif; nos intestins, par le
besoin d'évacuer les résidus excrémentiels,
qui sont la suite des digestions précédentes.
Ajoutons à ces causes physiologiques de périodicité ou d'intermittence dans les maladies,
les alternatives fréquentes du chaud et du
froid, du froid et du chaud; l'influence périodique de la chaleur du jour, de la fraîcheur
des nuits; l'action alternative et parfois périodique de certains mouvemens, de certains
états de l'atmosphère, de l'humidité et de la
sécheresse de l'air, etc.; et l'on comprendra
facilement l'intermittence d'un grand nombre
de maladies sans avoir recours à la prétendue
découverte de M. Bailly, et sans faire inter-
venir, comme *cause unique* et *même exclu-*
sive de l'intermittence (1), la position hori-

______

(1) Page 13.

zontale que nous prenons durant le sommeil.

Il est vrai que, jusqu'à présent, l'on n'avait pas cru devoir puiser encore dans l'art vétérinaire, des inductions puissantes ou décisives touchant la nature de nos maladies, parce que l'art dont il s'agit, n'était point assez avancé pour qu'il pût nous être d'un véritable secours dans l'investigation des maladies continues ; à plus forte raison, n'aurait-on pas songé d'y avoir recours pour établir la théorie des affections intermittentes, affections qui n'ont guères été observées que sur les chevaux, c'est-à-dire, sur les animaux dont on a le mieux étudié les maladies. Pensant que les affections intermittentes seraient probablement observées sur d'autres animaux, lorsqu'on serait plus avancé dans leur pathologie, l'on n'aurait peut-être jamais douté qu'on pût partir de la rareté du type intermittent dans leurs maladies, pour conclure que les animaux n'ont pas pu et ne pourront jamais être affectés de maladies périodiques, parce qu'ils ne se couchent pas comme nous, pour se livrer au sommeil, et qu'ils conservent alors la même position horizontale qu'ils ont pendant la veille ; tandis que nous prenons alternativement une position verticale durant le jour et horizontale durant la nuit.

Ainsi, quelque soit l'organisation particulière de l'homme, quelque active, quelque prolongée sur lui qu'on suppose l'influence de toutes les fonctions périodiques que nous avons énumérées, et de tous les agens extérieurs qui se font sentir à des époques déterminées, l'homme ne serait jamais attaqué de fièvre intermittente ou de maladie périodique quelconque, si, dès son enfance, il s'habituait à dormir debout, ou mieux, assis sur un fauteuil ! Ainsi chacun de nous pourrait braver toutes les influences atmosphériques, tous les miasmes, tous les effluves marécageux possibles, sans être jamais atteint de fièvre intermittente, s'il n'avait pris l'habitude de se coucher pour dormir ! De telles conséquences ne sont-elles pas inadmissibles, sinon ridicules ? Voyons si le principe d'où elles découlent ne l'est pas aussi, et si tout l'échafaudage sur lequel M. Bailly appuie sa théorie de l'intermittence, ne s'écroule pas de lui-même ou devant les plus simples notions d'anatomie et de physiologie :

Il est vrai que quand nous sommes debout, le cerveau, le cœur et l'estomac se trouvent placés les uns par rapport aux autres, sur une ligne à peu près verticale, dont le cerveau oc-

cupe le sommet, le cœur, le milieu, et l'estomac la partie inférieure, mais beaucoup
plus rapprochée du cœur que celui-ci du cerveau. Il est vrai encore que, quand nous sommes couchés, ces organes se trouvent sur la
même ligne horizontale ; mais que conclut
de cette observation *que prétend avoir faite
le premier M. Bailly,* et que le dernier des
étudians en médecine fait chaque fois qu'il
ouvre un cadavre ? Il en conclut que la circulation du sang dans ces organes éprouve, en
un instant, et par le seul fait du lever et du
coucher, *une modification dont les suites sont
très-nombreuses et dans laquelle il fait résider
la seule cause de l'intermittence.*

« Chaque nyctéméron de l'homme se com-
» pose d'une succession continuelle (1) de
» congestions sanguines qui, suivant qu'il est
» debout ou couché, ont lieu dans le cerveau
» ou dans le tube intestinal. »

Mais, pour ne pas croire M. B*** sur parole, pour ne pas admettre en médecine des
principes d'hydraulique, et pour ne pas donner
aux lois physiques plus d'influence qu'elles
n'en ont réellement sur les lois qui président

---

(1) Page 13.

aux fonctions des êtres organisés, ouvrons un cadavre et nous verrons partir du cœur, ou de la crosse de l'aorte, deux gros vaisseaux qui vont porter du sang au cerveau; à leur entrée dans la boîte osseuse qui enveloppe cet organe, ces vaisseaux se divisent en plusieurs branches qui suivent une marche très-flexueuse, qui se divisent encore en plusieurs rameaux; ceux-ci se subdivisent en une infinité de ramuscules qui tous décrivent des détours, des flexuosités sans nombre; bientôt ils acquièrent une ténuité imperceptible qui leur fait donner le nom de capillaires; il en est de même des vaisseaux artériels que l'aorte descendante envoie à l'estomac et aux intestins; ces vaisseaux se divisent et subdivisent à l'infini, décrivent des contours, des flexuosités ou des circonvolutions sans nombre, jusqu'à ce qu'ils arrivent à l'état de capillaire; une fois qu'ils sont arrivés à cet état, la physiologie nous apprend que ces vaisseaux et le fluide qu'ils renferment ne sont plus sous l'influence directe du cœur; ils ne se ressentent plus de ses impulsions; ils ont un mouvement qui leur est propre, une circulation libre ou qui n'est influencée que par l'organisation particulière des tissus qu'ils vont alimenter. A l'état de capillaire, ces vaisseaux n'admettent, dans l'état sain, qu'une même somme de fluide sanguin, quelque soit la quantité et l'impulsion de celui qui se présente; quelques faits particuliers ne prévaudront jamais contre la loi générale dont il s'agit.

L'on ne voit pas, dans l'état ordinaire, que les membres inférieurs d'un homme qui est debout, soient plus injectés, plus rouges que ses membres supérieurs, que le tronc et la tête; l'on ne voit pas qu'un homme dans son lit, s'il n'a ni fièvre, ni affection morale, soit plus rouge du côté de la tête que lorsqu'il est debout; si, dans une prompte et violente inclination de la tête vers les pieds, la face se colore subitement, c'est moins parce que le sang y est porté en plus grande quantité, que par l'espèce d'obstacle que l'action de se fléchir apporte dans la circulation et au retour du sang de la tête vers le cœur.

Sur quelles preuves se fonde M. Bailly pour établir *sa grande modification nyctémérale de la circulation qui* (toutes les vingt-quatre heures) *doit avoir lieu périodiquement chez l'homme?* Il prétend que, dans la position horizontale, il se fait une congestion de sang sur le cerveau ; 1°. *parce que dans la syncope résultant d'une forte saignée* (1), *il suffit de mettre le malade dans cette position pour qu'il revienne à lui-même ;* tandis qu'il est d'observation journalière que la position horizontale est loin de suffire pour réveiller les malades tombés en syncope et produire l'excitation convenable à leur rétablissement; tandis qu'il n'est pas de médecin qui n'ait vu tomber en syncope, par suite d'une saignée, des malades qui étaient placés dans une situation horizontale au moment qu'on leur tirait du sang.

2°. Parce que le cerveau d'un homme , à qui on a fait une saignée, ou dont la nourriture est , depuis quelque temps , au-dessous de la quantité à laquelle il était habitué , *pense avec plus de lenteur , et n'a pas la même richesse d'idées ;* (2) tandis qu'il est généralement reconnu que ce ne sont pas les gros mangeurs, ni les personnes les plus chargées de sang , qui ont la plus grande richesse d'idées, qui ont le plus d'abondance et de facilité dans la composition ; il n'est pas un homme de lettres qui ne vous dise qu'un cer-

----

(1) Page 14.
(2) Page *id.*

tain régime, et l'usage de certaines boissons stimulantes, comme le café, ne lui donnent une espèce de fièvre, très-favorable aux élans de son imagination, à l'heureux développement de ses idées, ou à l'activité de ses fonctions intellectuelles.

Il faut avouer que c'est ne pas savoir quelle preuve donner de la prétendue congestion matutinale de l'estomac par suite de la position verticale qu'on prend en se levant, que de faire coincider (1) exactement le sentiment de la faim avec le moment où on se lève, et de dire que la *faim ne se fait sentir le matin, qu'autant qu'on est levé*; (2) de dire que des personnes ne pourraient pas se tenir sur leurs jambes, si elles ne se hâtaient de manger en se levant ; que, chez d'autres, le besoin d'alimens ne se manifeste pas seulement par la faim, mais par une telle concentration de forces sur l'estomac, qu'avant d'avoir mangé, *elles ne peuvent ni penser, ni parler, ni écrire, ni s'occuper des affaires même qui exigent le moins de forces intellectuelles*..... Tandis qu'il est certain que, pour beaucoup de

---

(1) Page 15.
(2) Page *id.*

personnes, le moment du lever n'est décidé que par le besoin de manger ; tandis que, chez d'autres, le sentiment de la faim est si matinal, qu'elles ont l'habitude de déjeûner dans leur lit ; tandis que, chez plusieurs personnes enfin, chez les hommes de lettres et de cabinet principalement, les momens les plus propices pour leurs travaux sont le matin à jeun, ou avant qu'ils aient pris des alimens solides. D'ailleurs, est-il besoin d'avoir recours à *la position verticale* de notre corps, pour expliquer le sentiment de la faim qu'il est si naturel de ressentir lorsqu'on est resté plusieurs heures, ou qu'on a passé toute une nuit sans prendre aucun aliment ?

Que deviendra donc cette prétendue *loi physiologique* découverte par M. B*** ou *cette grande modification nyctémérale de la circulation,* s'il est vrai qu'il n'ait pour l'établir que des preuves illusoires ; s'il est vrai, qu'à certains faits sur lesquels il veut l'appuyer, l'on peut opposer d'autres faits contradictoires, et beaucoup plus nombreux ?

En médecine, plus que dans toute autre science, l'on doit être très-réservé lorsqu'il s'agit de poser une loi, d'établir un principe, parce que les conséquences qui en seront dé-

duites, pourront être très-utiles ou très-pré-
judiciables, suivant que les bases en seront solides et puisées dans la nature, ou qu'elles ne
seront fondées que sur des raisonnemens plus
ou moins captieux pour la forme, mais souvent trompeurs ou dangereux lorsqu'ils ne
sont point sanctionnés par l'observation et
l'expérience.

Avant de donner une grande extension à
une idée neuve quelconque, avant d'en tirer
des conséquences nombreuses pour l'explication de certains phénomènes morbides, et
pour le diagnoctic des maladies., il fallait
en constater la vérité; il fallait établir cette
vérité d'une manière solide; or, c'est ce que
n'a point fait M. B***, comme nous venons
de le voir; et ses prétendues congestions noc-
turnes et matutinales du cerveau et de l'estomac, par suite des positions horizontales
et verticales, ne sont encore établies sur rien
de solide; elles ne sont fondées que sur des
lois d'hydraulique combattues sans cesse et
neutralisées par la force vitale, par la réaction
de nos tissus et de nos organes; elles ne sont
fondées que sur des comparaisons inexactes,
insignifiantes; car, que peut-on conclure, relativement à l'estomac, par exemple, *de la*

coloration pudique de la face ? La peau, qui recouvre la face, étant destinée à des fonctions particulières, et qu'on ne retrouve nulle part, sur aucun point de la surface du corps, a dû être organisée pour exprimer d'une manière facile et instantanée nos sentimens divers, nos émotions les plus vives et les plus rapides ; aussi observe-t-on dans la variété, dans la mobilité de l'expression de la face ou de la physionomie, quelque chose de magique et dont on ne peut se rendre compte ; car, comment expliquer ce changement instantané qui, par suite d'une vive émotion, rend la physionomie la plus sereine, tantôt gaie, tantôt triste, tantôt rouge, tantôt pâle ? Et l'on voudrait comparer cette coloration avec une inflammation , avec une congestion sanguine ayant lieu dans tout autre tissu ! Pour nous, nous pensons que cette comparaison n'est point admissible, et qu'il ne peut y avoir, dans l'un et dans l'autre cas, parité d'organisation et d'affection ; nous pensons que tout diffère dans la cause, comme dans l'effet.

C'est pourtant là cette comparaison dont M. B** fait un si grand usage. C'est à l'aide de comparaisons semblables, et souvent employées, qu'il nous paraît s'aventurer insen-

siblement pour établir ou pour créer en médecine des lois et des fonctions nouvelles. En
effet, parce que la face a été organisée de
manière à se colorer et décolorer subitement
par suite d'une affection morale, et pour être,
en quelque sorte, le miroir de l'âme; parce
qu'on la voit prendre une teinte rosée fugitive par suite d'une flexion rapide de la tête
vers les pieds, est-on bien en droit de conclure que, par suite du changement de position horizontale en verticale, notre estomac
doive être le siége d'une congestion sanguine?
Nous ne le pensons pas ; et c'est à quoi personne, avant ni après M. Bailly, n'aurait sans
doute jamais songé , puisqu'il s'agit d'expliquer le phénomène de l'intermittence dans
les maladies, par un phénomène plus singu-
lier encore et plus inexplicable que le premier.

De sa grande modification nyctémérale de
la circulation, M. Bailly tire plusieurs conséquences , dont quelques-unes nous paraissent
bien singulières, et dont les autres doivent
d'autant plus fixer notre attention qu'elles ont
rapport au diagnostic , au traitement des maladies, et en particulier des fièvres intermittentes.

Veut-on connaître, par exemple, la source des nausées, des envies de vomir et des vomissemens qui se développent parfois le matin en se levant? Eh bien! elle proviendra (1) *de la congestion ou de l'excitation matutinale des organes digestifs* par suite de la position verticale qui fait affluer le sang dans ces organes. D'où vient cependant que ces phénomènes morbides se développent également lorsqu'on reste au lit ? C'est ce que M. Bailly ne dit pas. Nous avons vu précédemment que la faim n'avait pas, selon lui, d'autre source que celle de la congestion matutinale dont il s'agit; il va plus loin à cet égard; il nous apprend que ce sentiment peut être exagéré et se rapprocher de l'état pathologique.... Aussi, éprouve-t-on un très-grand appétit le matin en se levant? Il faut s'en défier! *Il annonce déjà un commencement de maladie* (2) *, une susceptibilité trop grande de l'estomac ; il est même probable que si on ne s'occupe pas d'y remédier, on finira par contracter une affection bien prononcée, car de l'état de santé parfaite à celui de maladie décidée,*

____

(1) Page 15.
(2) Page 16.

il n'y a, sous le rapport du phénomène dont nous parlons, que des nuances insensibles !

Voit-on une femme remarquable *par la fraîcheur de sa bouche ?* Distingue-t-on un certain contraste entre la blancheur de son teint et la couleur vermeille de ses lèvres ? défiez-vous-en, c'est une *apparence de santé qu'elle offre,* nous dit M. Bailly, *les lèvres ont des liaisons si intimes avec le canal intestinal !!* Certes, s'il était quelque élève tellement enthousiaste de la nouvelle doctrine, qu'il fût aussi loin que cela dans l'investigation d'un gastrite, M. Broussais ne serait-il pas tenté de le renier?

Mais passons à d'autres conséquences plus importantes *de la grande modification nyctémérale de la circulation :*

« Les affections cérébrales idiopathiques
» auront plutôt leur redoublement pendant
» la nuit, époque à laquelle la position hori-
» zontale détermine l'abord d'une plus
» grande quantité de sang vers le cer-
» veau (1), que pendant que le corps est
» situé verticalement.... Il est certain que
» toute arachnitis, tout délire, toute con-

---

(1) Page 296.

» vulsion, en général tout symptôme produit
» par l'action du cerveau, ayant ses retours et
» redoublemens dans le jour, est symptoma-
» tique d'une affection abdominale.... Les
» fièvres intermittentes consistent donc dans
» une altération de tissu du système abdo-
» minal, réagissant sur l'économie quand
» cette lésion possède tous *les matériaux*
» *accessoires* (1); or, ces matériaux, sans
» lesquels nul effet sympathique ou sympto-
» matique n'a lieu, *lui sont fournis périodi-*
» *quement chaque matin*; et c'est aussi chaque
» matin que débute l'accès ou le mouvement
» nerveux mis en jeu par cette lésion locale. »

Je ne pense pas qu'il y ait aucun praticien qui voulût adopter les conséquences qui se trouvent naturellement déduites de la théorie de M. B***, parce qu'il en résulterait une mo- dification dans le traitement qui pourrait être au préjudice des malades; toutes les fois qu'une maladie éprouve des exacerbations durant la nuit; toutes les fois qu'un malade est plus agité, plus tourmenté vers le soir que durant la journée, si l'on voulait en conclure que l'affection réside toujours et exclusive-

____

(1) Page 297.

ment dans le cerveau , l'on serait bien souvent dans l'erreur; car il n'est point rare que les malades affectés de gastrites et de gastro-entérites par exemple , éprouvent, vers le soir ou durant la nuit, des redoublemens de chaleur, de fièvre , et même des symptômes locaux plus sensibles que pendant le jour. Si l'on consulte les ouvrages où se trouve rapporté un très-grand nombre d'affections cérébrales , l'on y voit aussi que plusieurs d'entre elles éprouvaient des exacerbations bien manifestes le matin et pendant la journée , bien que le cerveau ou ses membranes fussent les seuls organes malades. N'est-il pas généralement reconnu qu'il n'y a rien de bien fixe touchant l'époque à laquelle une maladie quelconque peut éprouver des redoublemens, ou se reproduire à certaines époques, quand elle adopte le type intermittent ? C'est donc une conséquence encore aventurée que celle qui établit que tout accès de fièvre intermittente doit avoir lieu le matin. Il n'est aucun médecin qui, placé convenablement pour observer beaucoup de fièvres intermittentes, n'ait été à même de se convaincre qu'il n'y a rien de fixe pour l'époque de la journée , et quelquefois de la nuit, à laquelle leurs accès ont l'habitude de se développer ; qu'il n'y a rien de fixe à cet égard, non-seulement chez plusieurs malades différens, mais encore chez le même malade. Nous avons vu chez le même individu, des accès de fièvre avoir lieu d'abord à cinq heures du matin, puis à dix heures, puis à deux heures après-midi, puis à huit heures du soir, puis à minuit, et décrire un cercle tout-à-fait irrégulier dans le développement des accès; d'autres fois l'accès n'avance que d'une heure l'époque de l'accès précédent. Enfin, ce qu'on ne peut guères concevoir d'après la théorie dont il s'agit, la même fièvre peut changer de type, passer de la continuité à l'intermittence, de l'intermittence quotidienne à l'intermittence tierce, de celle-ci à l'intermittence quarte, quintane, octane, etc. Or, comment *la grande modification nyctémérale de la circulation* peut-elle rester un jour, deux jours, et même plusieurs jours sans avoir lieu, ou sans exercer aucune influence sur le malade, bien qu'il ne manque jamais de se coucher pendant la nuit, de se lever durant le jour? Comment la *congestion matutinale du canal digestif, qui résulte d'une habitude de toute la vie*, peut-elle se manifester à toutes les heures du jour et de la nuit , choisir un jour plutôt qu'un autre , se reposer quelques jours et revenir ensuite , comme par une espèce de caprice dont M. Bailly se garde bien de nous expliquer la nature ? D'ailleurs , que deviendront durant les jours d'apyrexie ou d'intermittence , *les matériaux accessoires fournis périodiquement chaque matin à l'altération de tissu du système abdominal, qui constitue toute fièvre intermittente ?*

« L'expérience nous prouve qu'il y a tou-
» jours coïncidence d'une affection des vis-
» cères abdominaux et des phénomènes ner-
» veux qui constituent la fièvre...... Cette
» affection consiste dans une lésion plus ou
» moins intense des viscères abdominaux ;
» cette lésion (1) étant une altération, dé-
» range nécessairement les fonctions de re-
» lation qui lient, ces centres nerveux avec
» toute l'économie ; et la congestion matu-
» tinale en donnant plus d'activité, et au
» système nerveux et à la lésion locale , pro-
» duit le développement complet de toutes les
» conséquences de cet ordre de choses. »

Nous sommes parfaitement d'accord avec

______

(1) Page 307.

M. Bailly sur la première proposition dont il s'agit ; mais est-il vrai que l'affection des viscères abdominaux soit toujours plus ou moins intense dans les fièvres intermittentes? Nous ne le pensons pas; nous croyons, au contraire, que dans la majorité des cas, c'est-à-dire que dans toutes les fièvres intermittentes ordinaires, cette affection viscérale est légère ; nous pensons que si le malade succombait accidentellement au moment d'un accès de fièvre tierce, par exemple, qui n'aurait eu qu'un petit nombre d'accès, l'on trouverait une altération à peine sensible dans la muqueuse du canal digestif.

Il n'en est pas de même d'une fièvre intermittente pernicieuse, dont les symptômes annoncent une lésion beaucoup plus vive et plus intense, une altération plus marquée des organes digestifs, quelquefois du cerveau et de ses membranes, de la muqueuse bronchique, pulmonaire, de la plèvre, etc., d'où résultent les fièvres pernicieuses *cardialgique, épigastralgique, gastro et entéro-céphalique, comateuse, convulsive, arachnitique, peri-pneumonique, pleurétique, dyspnéique,* etc.

Il n'est aucune de ces fièvres qui ne dépende tantôt d'une affection aiguë et violente de quelques points du canal digestif qui sont seuls affectés, et qui développent au loin des phénomènes sympathiques plus ou moins considérables ; tantôt d'une lésion sourde, chronique de l'estomac ou des intestins, et d'une affection aiguë concomitante du cerveau, de l'arachnoïde, du poumon, de la plèvre, de la muqueuse bronchique, etc. ; tantôt, ce qui est plus rare, de l'affection seule de quelqu'un de ces derniers organes avec des influences sympathiques plus ou moins marquées sur le canal digestif ; tantôt d'une lésion chronique du foie, de la rate, ou d'une gastro-entérite chronique, sur laquelle se trouve, pour ainsi dire, hantée une affection aiguë (1). En effet, les symptômes qui constituent un accès de fièvre pernicieuse, ne peuvent dépendre que d'une inflammation aiguë ou de l'exacerbation plus ou moins violente d'une affection chronique, ayant le plus souvent son siége dans les organes diges-

____

(1) Nous rapportons, dans le premier volume des irritations intermittentes, sous les nᵒˢ. 115, 127, 138, 271, 272, 273, des observations dans lesquelles des affections lentes et chroniques ont préexisté au développement de la fièvre intermittente, qui n'a paru que quand ces affections ont éprouvé une exacerbation, ou bien ont passé à l'état aigu.

tifs et encéphaliques. Cette vérité est établie sur l'examen des symptômes morbides observés durant la vie, et sur l'aspect des lésions organiques trouvées après la mort des malades. Sur trente-quatre exemples de fièvres pernicieuses, comateuses, convulsives, délirantes, algides, arachnitiques, gastro-céphaliques, gastriques, épigastralgiques, entérocéphaliques et gastro-entériques, dont M. Bailly nous fait connaître les autopsies, l'on voit toujours une lésion très-marquée dans les organes digestifs et encéphaliques; tantôt une injection vive, une inflammation aiguë se fait remarquer sur l'arachnoïde, avec une inflammation plus ou moins chronique de l'estomac et des intestins; tantôt ces derniers organes sont seuls ou en même temps le siége d'inflammations aiguës qui ont ensemble concouru à tuer les malades. C'est donc tantôt à une inflammation aiguë seule, tantôt à une inflammation aiguë, hantée sur une lésion chronique ou à l'exacerbation aiguë et périodique de cette dernière, qu'est dû tout accès de fièvre intermittente simple et pernicieuse.

« La lésion locale est donc la première
» cause de toute cette série d'accidens (qui
» constitue les fièvres intermittentes), mais

» je suis loin de considérer comme primi-
» tives (1) les altérations que j'ai rencontrées
» dans les viscères abdominaux et auxquels
» j'ai rapporté les symptômes observés pen-
» dant la maladie. »

Nous ne regardons pas, non plus, comme primitives ces altérations dans ce sens qu'elles n'ont pu survenir sans que des causes aient agi, sans que l'irritabilité nerveuse des organes digestifs, déjà exaltée dans les pays chauds et dans certaines constitutions, n'ait reçu une impulsion nouvelle, un surcroit d'excitation sous l'influence des causes dont il s'agit; alors les papilles très-irritées de la muqueuse digestive appellent des fluides sanguins, d'après le principe invariable, *ubi stimulus, ibi fluxus;* de là les congestions, les inflammations et les altérations diverses des organes digestifs ; de là les influences sympathiques que ces organes, ordinairement les premiers affectés, exercent sur le cœur, le cerveau, les poumons, etc.; de là les symptômes généraux qui constituent la plupart des fièvres intermittentes.

Voici donc la gradation que présente le développement de ces fièvres :

____

(1) Page 307.

1°. Action des causes prédisposantes et oc-
casionnelles ;

2°. Influence des nerfs stimulés sur l'afflux
des liquides, sur la congestion ou l'inflammation de certains organes, et en particulier
de la muqueuse digestive ;

3°. Production des symptômes locaux et
généraux ou sympathiques, auxquels on reconnaît toute espèce de fièvre intermittente.

Ainsi, les inflammations ou les altérations
diverses, que l'autopsie fait voir après la mort
d'un malade atteint de fièvre intermittente
quelconque, et auxquelles on s'accorde de rapporter les symptômes observés pendant les
accès, existent avant ces symptômes et sont
primitives relativement à la fièvre qui n'est
elle-même qu'un symptôme ; tout comme les
causes, auxquelles on s'accorde de rapporter
le développement des inflammations ou des
altérations locales, sont elles-mêmes primitives relativement à leurs effets.

« Pendant tout le courant de cet ouvrage,
» toutes les fois qu'il a été question des effets
» de la grande modification nyctémérale de
» la circulation (1), j'ai tour-à-tour employé

---

(1) Page 307.

» les expressions de système abdominal, sys-
» têmé digestif, organes abdominaux, etc. ;
» *sans jamais préciser* quelle partie je suppo-
» sais spécialement affectée. »

Pourquoi cela, M. Bailly? pourquoi ne pas
préciser les organes qui sont spécialement affectés dans les fièvres intermittentes? n'est-
ce pas pour rester dans le vague, pour embrouiller et entortiller les choses de manière à
faire, plus à votre aise, jouer un rôle important
à votre modification nyctémérale de la circulation, à votre congestion matutinale des
organes abdominaux? Vous ne faites pas mention de la lésion ou de la congestion matutinale du pancréas, du mésentère, des reins,
de la vessie, de la matrice, etc., qui sont bien
des organes abdominaux et qui, cependant,
ne paraissent pas se ressentir de la grande
modification nyctémérale de la circulation.
Pourquoi, dans le développement des symptômes observés pendant la maladie, et dans
la production des altérations organiques
trouvées après la mort, faites-vous inter-
venir tantôt une injection, tantôt une inflammation? et pourquoi, quand il s'agit de décider laquelle, de cette lésion locale ou de la
fièvre, est primitive, abandonnez-vous le po-

sitif, le matériel que vous avez sous les yeux, pour vous jeter dans le vague, pour donner l'initiative au système nerveux abdominal ?

« C'est lui, dites-vous, qui déjà malade,
» soit par une lésion primitive, mais lente,
» de l'estomac ou des intestins, ou par l'ac-
» tion des miasmes marécageux (1), n'attend
» plus pour agir que l'excès de forces qu'il
» doit recevoir au moment où la conges-
» tion matutinale lui fournit un surcroit d'ex-
» citans. »

Convenez donc, M. Bailly, que vous n'avez point d'opinion fixe et invariable, que vous êtes, encore une fois, en contradiction avec vous-même, puisque, dans ce moment, vous voulez que ce soit la lésion primitive de l'estomac ou des intestins qui rende malade le système nerveux abdominal !

« Quand la fièvre a commencé, dites-
» vous, les douleurs d'estomac, d'abord fai-
» bles, ont acquis une intensité qui a toujours
» été en augmentant (2), à mesure que l'accès
» s'est développé. »

Mais, pourquoi la fièvre a-t-elle com-

______

(1) Page 308.
(2) Page *id.*

mencée? n'est-ce pas parce que l'affection de l'estomac existait déjà? Pourquoi l'accès s'est-il développé? n'est-ce pas parce que l'intensité de l'affection locale est allée en augmentant?

« Une inflammation, qui augmente avec
» la fièvre, ne peut pas être, dites-vous, la
» cause de cette fièvre. »

Et pourquoi cela? puisque l'inflammation a commencé d'exister avant la fièvre; puisqu'une inflammation quelconque, sous le type continu, peut, en augmentant d'intensité ou en passant à l'état aigu, développer tous les symptômes généraux qui constituent la fièvre.

« Celle-ci, continuez-vous, est le résultat
» d'une force d'expansion (1) qui porte dans
» tous les tissus un excès de liquides vivi-
» fians. »

C'est une erreur : car, dans tous les cas possibles de fièvre, il n'y a pas fièvre parce que tous les tissus reçoivent un excès de liquides vivifians; il y a fièvre, au contraire, parce que certains tissus ou certains organes attirent ces liquides vivifians en trop grande quantité et au préjudice de plusieurs autres

----

(1) Page 309.

qui n'en reçoivent pas assez ; c'est parce que, l'équilibre des forces et des ressources de l'économie étant rompu, les uns reçoivent presque tout, les autres presque rien. Ainsi, dans le cas dont il s'agit, c'est parce que les liquides vivifians se concentrent dans les viscères et en particulier dans les organes digestifs, au dépend des autres organes de l'économie, des membres, de la peau, etc., qu'on voit survenir chez les malades des malaises, des bâillemens, des pandiculations, des douleurs dans les muscles et les articulations, des tremblemens, des frissons, etc. ; de là aussi le ralentissement de la circulation du sang dans les membres et son activité dans les viscères dont il s'agit ; de là la petitesse, la lenteur des battemens du pouls examinés à l'avant-bras pendant la période des frissons ; de là la vivacité, la fréquence de ces mêmes battemens dans la période de chaleur ; de là le retour du calme, et la régularité des fonctions, qui succèdent quand l'acuité des symptômes inflammatoires cesse à l'intérieur, lorsque la réaction a lieu, que le sang reflue vers la surface du corps, que les sueurs s'établissent et que tous les mouvemens organiques reprennent leur rhythme habituel par une distribution plus égale des liquides, par un équilibre plus parfait des forces organiques.

« Une fièvre intermittente simple et béni-
» gne, ne diffère d'une fièvre pernicieuse
» que par l'activité plus grande (1), dans ce
» dernier cas, des congestions qu'elle déter-
» mine et qui peuvent plus ou moins rapide-
» ment amener une désorganisation mor-
» telle. »

Nous ne partageons point cette opinion : la fièvre intermittente, dite pernicieuse, diffère encore, selon nous, de la fièvre intermittente simple des auteurs, par une complication de lésions qui survient presque toujours dans les fièvres pernicieuses; c'est-à-dire, que la lésion primitive des organes digestifs va souvent développer sympathiquement, dans les organes cérébraux et pulmonaires, d'autres lésions plus rapidement mortelles, parce qu'elles troublent ou suspendent des fonctions indispensables à la vie. Aussi, dans les autopsies des fièvres pernicieuses comateuse, convulsive, délirante, arachnitique, trouve-t-on des altérations organiques très-prononcées dans le cerveau et ses membranes,

____

(1) Page 310.

en même temps qu'on en trouve dans les organes digestifs. Quelquefois même ces derniers organes peuvent, à leur tour, n'être affectés que sympathiquement, et la lésion primitive, idiopathique, résider dans le cerveau
ou dans ses membranes, dans le poumon, la
plèvre, etc. ; ce qui explique pourquoi, dans sa
IXme. observation des fièvres intermittentes
pernicieuses, M. Bailly trouva le canal digestif dans un état sain et une inflammation dans
le poumon ; voilà pourquoi, dans sa Xme. observation de fièvre pernicieuse convulsive, il
n'y avait presque pas de traces inflammatoires dans le canal digestif, tandis que l'arachnoïde était très-injectée ; et pourquoi, dans
l'observation XXIVme. de fièvre pernicieuse
arachnitique, l'arachnoïde seule était en-
flammée.

Il suffit de l'action de certaines causes,
de la disposition des individus, pour faire
naître, dans les principaux organes, des inflammations aiguës, rapides, débutant par un
malaise général, les tremblemens, les frissons, etc., et se terminant, en vingt-quatre ou
trente-six heures, par le retour à la santé ou
par la mort : l'on a vu des pleurésies, des
arachnitis violentes, disparaître dans ce court

intervalle de temps; telle est la durée fréquente des rhumatismes aigus et de l'apoplexie qui est souvent compliquée de symptômes gastriques, ou dont une affection légère de l'estomac peut devenir la cause occasionnelle, chez une personne qui s'y trouve disposée.

« Une injection violente de l'arachnoïde
» tuera de la même manière que si cette in-
» jection était le résultat d'une véritable in-
» flammation; car, dans le moment même
» qu'elle a lieu, il n'y a aucune différence
» entre elles... L'injection de l'arachnoïde,
» dans une fièvre intermittente, peut, si elle
» n'est pas portée au point de produire des
» altérations permanentes, se dissiper avec
» l'accès, et ne plus reparaître, si on s'op-
» pose au retour de celui-ci (1); tandis que
» cette disparition subite n'est jamais pos-
» sible dans une arachnitis idiopathique, à
» moins qu'on ne fasse usage de moyens
» puissans, mais qui ne sont pas les mêmes
» que ceux qu'on emploie dans les fièvres in-
» termittentes, dans lesquelles d'ailleurs on
» peut supposer la cessation spontanée de
» l'accès. Or, cette disparition spontanée est

______

(1) Page 312.

» une chose rare. dans les inflammations » franches de cette membrane. »

Après avoir lu ce paragraphe dans lequel M. Bailly admet la prompte disparition d'une injection sanguine qui, tant qu'elle existe, est *tout-à-fait semblable* à une inflammation véritable, et peut, comme elle, tuer le malade; après avoir lu que cette injection peut se dissiper avec l'accès de fièvre intermittente et ne plus reparaître, si l'on s'oppose au retour de celui-ci; après avoir lu qu'une inflammation franche peut encore se dissiper de la même manière, si l'on fait usage de moyens puissans, etc. Nous sommes bien étonné qu'en commençant son ouvrage (1), M. Bailly nous accuse d'avoir *les idées les plus singulières qu'ait pu enfanter la base fondamentale d'un système exclusif;* quand il vient de reproduire à peu près les mêmes idées ; quand il applique à l'arachnoïde ce que nous avons dit, avec plus de raisons, de la membrane muqueuse du canal digestif; au reste, cela n'étonnera point ceux qui ont suivi jusqu'à ce moment l'examen que nous faisons du *Traité anatomico-pathologique des fièvres intermittentes;*

____

(1) Page 57.

puisque nous avons déjà prouvé plusieurs fois
que M. Bailly était en contradiction manifeste
avec lui-même. Ce médecin semble nous re-
procher d'avoir *conçu, travaillé, examiné*
notre opinion touchant le diagnostic des
fièvres intermittentes ; certes, nous ne pourrions pas lui faire le même reproche ; nous
l'accuserions plutôt de n'avoir pas conçu,
examiné et mûri son opinion à cet égard ;
nous regrettons, comme il l'avoue dans sa
préface, qu'il n'ait pas eu le temps de mettre
en ordre ses idées, de les rédiger convenablement et surtout *d'en rectifier les conséquences.*

Pour nous, nous le répétons, ce n'est
qu'après avoir travaillé, mûri et examiné
sous toutes ses faces notre opinion, ce n'est
qu'après un mûr examen, qu'après des recherches nombreuses, qu'après avoir consulté
la plupart des auteurs qui ont écrit sur le
même sujet et avoir pesé les raisons pour et
contre, que nous nous sommes décidé à l'admettre ; mais ce n'est point une justice que
veut nous rendre M. Bailly, puisqu'il nous
trouve plongé dans une erreur si grande qu'il
n'ose pas en charger notre maître et qu'il se
hâte de dire que M. Broussais n'est pas res-

ponsable de nos idées, ou de l'erreur d'un de ses élèves (1)... mais revenons à l'exposition des idées de M. Bailly que nous continuerons à mettre en parallèle avec les nôtres, afin que l'on nous juge l'un et l'autre en toute connaissance de cause.

M. Bailly ayant observé qu'un arbre fleurit tous les ans, que son fruit met un certain temps pour se former et mûrir; que l'apparition des menstrues n'a lieu qu'à quinze ans et leur cessation à quarante-cinq ans; que les dents ne poussent qu'après un certain temps et à certaines époques régulières, etc.; conclut de tous ces faits physiologiques *qu'il existe une loi physiologique qui préside à la formation* (2) *et à la terminaison des inflammations;* soutient que toutes les inflammations des organes ou des tissus de l'économie, à l'exception des os, des tendons, des ligamens, doivent durer *nécessairement* un ou deux septenaires; enfin il résulte de cette loi physiologique trouvée ou ressuscitée par M. Bailly, « *que les fièvres intermittentes ont une durée* » *nécessaire, qu'elles ne sont qu'une seule ma-*

(1) Page 58.
(2) Page 68.

» *ladie, quoiqu'il y ait plusieurs accès diffé-*
» *rens, et que ceux-ci sont bien loin d'être les*
» *mêmes, examinés au commencement ou à*
» *la fin de la maladie.* »

Pour nous, qui ignorions la *loi physiolo-gique* dont il s'agit, lorsque nous avons publié en 1821 notre Essai sur les Irritations inter-mittentes, il n'est pas étonnant que nous ayons émis une opinion différente ou opposée à celle de M. Bailly.

Les travaux de la nouvelle doctrine avaient établi, d'après les faits, d'après l'observation et l'expérience, qu'il n'y avait rien de fixe pour la durée des maladies en général; et qu'une inflammation quelconque, le médecin restant simple observateur, pouvait mettre à se dé-velopper et à se terminer un temps plus ou moins long et très-variable, suivant la nature et l'intensité des causes, suivant l'âge, le tem-pérament ou les idiosyncrasies des individus affectés; suivant les circonstances accessoires de l'air, de la température, du régime, etc.; qu'enfin les plus grandes variations touchant la durée des inflammations, provenaient des diverses méthodes de traitement. Nous avions vu que les auteurs, en faisant l'histoire des fièvres intermittentes, ne s'accordaient point (1) relativement à leur durée, soit au nombre de leurs accès ; M. Pinel, par exemple, ayant dressé, à l'hospice de la Salpêtrière, des tables sur les malades affectés de fièvres tierces et double-tierces qu'on abandonna à elles-mêmes, trouva qu'il n'y a rien de fixe touchant le nombre d'accès que peuvent avoir ces fièvres avant de se terminer entièrement par les seules forces de la nature. En effet, l'on voit dans la première table, qui est de soixante fièvres, que le nombre des accès qu'elles ont présenté, a varié depuis trois jusqu'à trente-deux ; trente-six malades ont été guéris du onzième accès et au-dessous jusqu'à trois, et vingt-quatre du douzième accès et au-dessus jusqu'à trente-deux. Dans la seconde table, composée de dix-sept fièvres tierces, le nombre de leurs accès a varié encore de deux à quinze accès.

Nous avions reconnu par l'analyse des symptômes, qu'un accès de fièvre intermittente pouvait être, à lui seul, une véritable maladie continue, de peu de durée, mais ayant son début, son développement et sa fin.

______

(1) Page 683 et 684 de l'Essai sur les Irritations intermittentes.

Nous avions reconnu que, dans tout accès de fièvre intermittente, il y avait des symptômes indiquant le trouble des fonctions digestives et une inflammation plus ou moins marquée des organes qui sont chargés de ces fonctions.

Nous nous étions convaincu qu'il n'y avait pas de différence entre un premier accès de fièvre intermittente et une fièvre éphémère occasionnée par une affection morale vive, par un excès de table, par une indigestion, etc., et qui disparaît au bout de quelques heures pour ne plus revenir ; puisque cet accès étant donné, aucun médecin ne pouvait affirmer s'il appartenait à une fièvre intermittente quotidienne, tierce, quarte, et ne pouvait certifier s'il reviendrait ou non.

Nous avions reconnu, d'après le plus grand nombre des observations de fièvre intermittente recueillies dans les auteurs, que tous les accès se ressemblaient entre eux, et que les symptômes, constituant les derniers accès de la fièvre dont il s'agit, étaient tantôt plus violens, tantôt moins intenses, et le plus souvent égaux à ceux qui avaient caractérisé ses premiers accès.

Nous avions reconnu, avec tous les auteurs,

que, durant l'intervalle qui sépare les accès du plus grand nombre des fièvres intermittentes quotidienne, tierce ou quarte, les malades se trouvaient bien, que leurs fonctions s'exer-çaient, en général, comme dans l'état de santé ; d'où nous avons conclu que, durant cet in-tervalle, la lésion locale, qui développait les symptômes généraux ou sympathiques cons-tituant tout accès de fièvre, n'existait pas, dans les cas du moins où l'apyrexie était par-faite et où l'intermittence durait un, deux et même plusieurs jours.

Nous avons dit que les accès étaient indé-pendans les uns des autres et que chaque accès pouvait être considéré comme une affection aiguë de courte durée, mais ayant son début, sa fin, ou ses diverses périodes d'existence ; de telle sorte que l'accès, qui suit, ne dépend point nécessairement de celui qui précède et dont il n'est qu'une répétition. Eh ! comment se fait-il que notre idée, à cet égard, ait paru si singulière (1) à M. Bailly et qu'elle soit adoptée par lui relativement à la fièvre quarte : il dit positivement « que, dans les fièvres » quartes, l'absence d'une marche progres-

______

(1) Page 57.

» sive rend chaque accès (1) *indépendant* et
» *isolé des autres.* Et que, quand l'un d'eux
» vient à finir, l'économie n'en est pas plus
» avancée, soit pour la fièvre elle-même,
» soit pour la lésion locale qui coexiste avec
» elle. »

Nous avons été d'autant plus porté à émettre l'opinion dont il s'agit, que les auteurs ne nous indiquent aucune cause de liaison entre les accès, si ce n'est celle d'un *principe morbifique* qui sommeille ou se repose avant de reproduire un nouvel accès ; or, ce principe étant écarté en médecine physiologique, nous n'avons plus rien trouvé qui enchaînât un second accès au premier, un troisième au second, un quatrième à celui-là, etc. L'on a dit, plus tard, qu'il y avait *une cause inhérente à l'économie,* qui devait unir les accès ; qu'il y avait une *modification organique persistant* dans l'intervalle des accès et qui devait en déterminer le retour ; nous ne voyons là que des suppositions gratuites : nous donnons les raisons qui nous font penser ainsi ; s'il est vrai qu'elles *ne méritent pas qu'on s'y arrête,* nous attendons qu'on nous en donne de meilleures ;

______

(1) Page 463.

nous attendons qu'on nous fasse connaître cette cause inhérente à l'économie ou cette modification organique, que nous avons inutilement cherché à découvrir.

Nous disons qu'un second, qu'un troisième accès, est indépendant de celui qui vient après : 1°. parce que rien ne prouve qu'il y ait un lien entre eux, comme nous venons de le voir, et de l'aveu même de tous les auteurs, qui ont reconnu, dans l'intervalle des accès, une apyrexie parfaite, soit un état de calme et de régularité dans les fonctions des malades. L'on a dit que, si les accès de fièvre intermittente étaient indépendans, *il serait inutile de s'occuper de l'intermittence, que ce phénomène n'existerait plus;* c'est, au contraire, ce qui aurait lieu, si l'on admettait une modification organique qui persistât dans l'intervalle des accès; parce qu'alors cette modification devrait indiquer sa présence par quelques phénomènes morbides, et l'intermittence ne pourrait jamais être parfaite; ce qui est contraire à l'observation.

2°. Parce que nous avons vu, à l'extérieur du corps, plusieurs phlegmasies sous les types quotidien, tierce, quarte, qui ne laissaient aucune trace de leur existence pendant l'intervalle qui séparait leurs retours périodiques, c'est-à-dire, pendant un jour, deux jours, trois jours.

3°. Parce qu'il y a beaucoup d'affections intermittentes dont les accès laissent entre eux un intervalle de six, huit, dix, quinze jours, un mois, plusieurs mois, une année; or, dans ces affections dont nous rapportons des exemples dans l'Essai sur les Irritations intermittentes, quelle dépendance, quel lien pourrait-on trouver entre les accès ou les retours périodiques dont il s'agit? Quelle cause, inhérente à l'économie, pourrait les développer et enchaîner les derniers accès aux premiers? Quel principe morbifique, quelle modification organique, pourrait persister aussi long-temps?

4°. Parce qu'il n'est pas rare que la répétition de la même maladie à des époques déterminées, ne tienne qu'à l'influence locale de certains vents, de certaines variations atmosphériques : nous avons vu des paysans, sujets à des fièvres intermittentes tierces et quartes, chez qui ces fièvres étaient très-opiniâtres et duraient plusieurs mois, lorsqu'ils restaient dans leur habitation ordinaire, située sur les bords de l'Isère; tandis que leurs accès n'avaient plus lieu et qu'ils étaient arrêtés tout-à-coup, sans aucun médicament, lorsqu'ils profitaient de l'intervalle des accès pour se rendre sur une montagne voisine et y séjourner quelques jours ; or, le mouvement, ou plutôt le changement d'air, aurait-il pu suffire pour anéantir l'action de cette *cause inhérente* ou de cette *modification organique*, à laquelle on veut attribuer le retour des accès? nous ne le pensons pas.

5°. Parce qu'aucune fièvre intermittente n'est composée d'un nombre déterminé d'accès; et qu'un accès ayant lieu actuellement, personne ne peut affirmer s'il sera suivi d'un ou de plusieurs autres, personne ne peut dire si l'affection locale qui les détermine, se répétera, le malade étant soustrait aux causes qui l'avaient occasionné une première, une seconde fois. Nous avons pensé d'ailleurs que si, étant donnée une fièvre ou une irritation intermittente quelconque, dans les mêmes circonstances et chez le même individu, l'on pouvait dire approximativement qu'elle se composera de tant d'accès, comme nous disons d'un érysipèle, d'un phlegmon ordinaire et sous le type continu, qu'il durera tant de jours ; on pourrait croire qu'il est de la nature de cette fièvre ou de cette irritation d'être composée d'un certain nombre d'accès, et qu'il y a quelque chose qui les unit, puisqu'ils ne peuvent exister séparément, et que c'est par leur union de trois, de quatre ou de huit accès, par exemple, qu'ils constituent une maladie; mais il n'en est point ainsi; il n'existe pas une seule irritation intermittente dont le nombre d'accès ne soit très-variable, toutes choses égales d'ailleurs : ainsi une fièvre, une irritation intermittente tierce, qui vient de se terminer aujourd'hui après cinq ou six accès, par exemple, peut revenir quelques mois après, et peut, dans les mêmes circonstances, chez le même individu, ne présenter que deux, trois accès, ou, au contraire, ne cesser entièrement qu'après trente ou quarante accès.

Le nombre des accès ou des retours d'une affection intermittente quelconque étant donc très-variable, si l'on nous demande pourquoi ils reviennent à des époques déterminées, nous dirons franchement que nous n'en savons rien; ou si l'on aime mieux, nous dirons que c'est par habitude, non point une habitude acquise au second, au troisième accès, mais une habitude qui date de plus loin, une ha-

bitude acquise par l'action répétée et périodique des causes sur certains organes alors
que l'affection intermittente de ces organes
se déclare. Nous pourrions dire encore
que c'est par une espèce de tendance qu'ont
à se répéter certains actes organiques,
certains phénomènes morbides, de la même
manière qu'une idée, qui nous a vivement
frappé une fois, peut se représenter plusieurs
fois et régulièrement à notre esprit, sans que
la sensation qui l'a fait naître, agisse de nouveau sur nos organes. Cette explication en
vaudrait bien une autre ; elle est certainement préférable à celle que nous donnaient
les anciens, qui prétendaient que le principe
morbifique, en développant un accès de
fièvre intermittente, s'épuisait à tel point qu'il
ne pouvait plus en produire un second sans
avoir repris des forces pendant l'apyrexie,
sans s'être accumulé de nouveau dans les premières voies et en assez grande quantité pour
faire irruption par un nouvel accès. Cette explication est sans doute plus intelligible que
celle donnée par M. Bailly, qui veut que *quand
un accès fébrile a usé les forces dont l'économie pouvait disposer pour ce genre de mouvement, il ne soit reproduit par la lésion, que*

lorsqu'il s'est fait une réparation suffisante de ces forces consommées. Car, nous le demandons, en quoi consiste ces forces dont l'économie dispose pour le genre de mouvement qui constitue un accès fébrile? quelles sont ces forces consommées durant chaque accès? ce médecin voudrait-il ressusciter, en d'autres termes, le principe ou la matière morbifique des anciens? mais, pourquoi recourir sans cesse à des suppositions gratuites pour se rendre compte du retour d'un accès de fièvre, c'est-à-dire, d'un fait qui ne serait pas moins vrai s'il était inexplicable, d'un fait dont on observe fréquemment des analogues sous le type continu sans qu'on en soit surpris et sans qu'on soit tenté de les révoquer en doute, bien qu'on ne puisse pas mieux les expliquer? combien de phlegmasies continues se développent et se terminent plusieurs fois et successivement chez les mêmes individus, sans qu'il n'y ait eu de causes apparentes que celles de la première phlegmasie! ne voit-on pas bien souvent des inflammations successives de plusieurs organes indépendans les uns des autres et dont la raison du développement de l'une, ne semble être que la terminaison de l'autre, ou dont nous ne pouvons pas saisir les causes

immédiates? si l'on ne voit là que la répétition d'un phénomène morbide, suite d'une
disposition ou d'une diathèse inflammatoire,
pourquoi serait-on plus exigeant lorsqu'il s'agit
de la répétition d'un accès de fièvre intermittente ?

« Si les inflammations dont nous avons
» rapporté tant d'exemples, étaient la cause
» même de la fièvre intermittente (1), com-
» ment concevrait-on la possibilité de leur
» guérison par le quinquina, par l'opium et
» autres médicamens de cette nature? »

Qu'est-il besoin de concevoir un fait, pour
en admettre l'existence? pourvu qu'on l'ait
bien observé, bien constaté, en un mot,
pourvu qu'il existe réellement ce fait, cela
doit nous suffire. Conçoit-on bien comment
l'émétique fait vomir, pourquoi le séné et la
rhubarbe ont une propriété purgative? nous
n'en savons rien. Cependant l'observation et
l'expérience nous ont fait connaître ces propriétés; et personne n'est tenté de les révoquer en doute. Hé bien! l'observation et l'expérience ont de même prouvé que le quinquina guérissait le plus souvent les maladies

____

(1) Page 311.

qu'on appelle fièvres intermittentes et en général toutes les maladies périodiques ; elles ont
prouvé que ce médicament ne guérissait point
l'accès actuel, ou l'affection actuellement
existante, mais qu'administré pendant l'apyrexie ou l'intermittence, il prévenait l'accès
suivant, ou le retour de la maladie périodique. Voilà ce qui est bien prouvé ; voilà ce
qu'il faut admettre. Le quinquina ne guérit
point l'inflammation qui développe l'accès fébrile ; puisqu'il est nuisible si on l'administre
pendant l'accès même ou pendant que cette
inflammation existe du moins à l'état aigu.
Le quinquina est un remède antipériodique
dont le succès, dans telle ou telle affection,
ne dépend point de sa nature, mais bien de la
régularité avec laquelle les retours ou les redoublemens de cette affection ont coutume
de se manifester à telle ou telle heure, tel ou
tel jour, en un mot, à une époque déter-
minée. Nous avons vu, dans l'Essai des Irritations intermittentes, que le quinquina,
administré convenablement durant l'inter-
mission de toute espèce d'affection périodique, la guérissait également et prévenait son
retour, quelque fût la nature inflammatoire,
lymphatique, nerveuse et hémorragique de

cette affection. Si l'opium est parfois utile dans le traitement des fièvres intermittentes et des maladies périodiques en général, c'est en modérant la susceptibilité nerveuse des organes digestifs et en diminuant l'intensité des phénomènes nerveux ou sympathiques que développe la lésion locale de ces organes. D'ailleurs, comme on le dit très-bien, *p.* 473, *du Traité anatomico-pathologique des fièvres,* « les guérisons prouvent bien moins sur la » nature des maladies, que les ouvertures » cadavériques; car il reste toujours à déter- » miner si elles ont été obtenues par suite du » traitement ou malgré le traitement, ou » seulement si elles ont été opérées avec le » traitement, sans aucune influence fâcheuse » ni utile de celui-ci. »

M. Bailly est étonné que, dans la LVIme. observation qu'il rapporte dans le Traité dont il s'agit, les symptômes inflammatoires se soient presqu'entièrement dissipés par le moyen des saignées et de deux applications de sangsues sur l'abdomen; cet effet est si naturel, qu'il devait être attendu. Il devait aussi prévoir que l'accès suivant de fièvre tierce ne serait pas caractérisé par des symp- tômes locaux et inflammatoires bien marqués, puisqu'il les avait combattu vigoureusement dans l'accès précédent; il n'y a non plus rien d'étonnant que le quinquina achève la guérison du malade, puisqu'il s'agit d'une affection intermittente. L'on voit que, dans l'intervalle des premiers accès, alors même qu'ils se manifestaient par des symptômes inflammatoires et nerveux très-intenses, il n'y avait chez ce malade, ni fièvre, ni aucun symptôme qui indiquât une affection quelconque. Or, pourquoi supposer qu'elle existât cette affection, pendant les vingt-quatre heures que durait l'intermittence? Ne peut-on pas concevoir la formation de toutes pièces, le développement entier d'un second, d'un troisième accès, de la même manière que s'est formé ou développé le premier accès, et sans supposer qu'il existât rien dans la muqueuse digestive qu'une tendance à s'affecter de nouveau?

M. Bailly nous dit lui-même que si le malade eût succombé au milieu des douleurs, il aurait trouvé une injection récente du tube intestinal. Pourquoi donc veut-il que l'affection locale soit ici un effet de la fièvre? Est-ce parce qu'après l'emploi des antiphlogistiques, les douleurs de ventre n'étaient plus accusées par le malade? Mais ignore-t-il qu'une affection locale peut exister à l'état chronique, sans être annoncée par la douleur ou par d'autres symptômes locaux, et sans qu'il n'y ait d'apparens que les symptômes sympathiques ou fébriles. Quoique, dans le cas dont il s'agit, ces symptômes aient seuls caractérisé les derniers accès de la fièvre, il ne s'ensuit pas que le tube intestinal n'ait pas continué, durant ces accès, à être le siége d'une congestion inflammatoire d'où sont émanés tous les symptômes nerveux et fébriles; il ne s'ensuit pas qu'il faille, pour expliquer le fait, *admettre un accès nerveux qui trouble toute l'économie* (1), *faute de trouver une partie disposée à s'exalter plus facilement qu'une autre.* Car, dans le principe, et lorsque les symptômes locaux d'inflammation étaient évidens, l'accès était à peu près le même et troublait également toute l'économie. Donc, lorsque dans un cas de fièvre intermittente les symptômes locaux de la lésion organique ne sont pas ou ne sont plus sensibles, il n'en faut pas conclure que celle-ci n'existe pas; puisque d'ailleurs l'autopsie l'a constatée dans des cas où

____

(1) Page 332.

on ne l'aurait point soupçonnée, où les symptômes généraux et fébriles paraissaient seuls
exister et avoir donné la mort aux malades.

« La guérison d'une fièvre pernicieuse est,
» en quelque sorte, instantanée (1), et la
» disparition d'une inflammation ne peut
» être subite. »

Pourquoi une congestion sanguine, rapide,
violente, agissant, d'après l'aveu de M. Bailly,
et tant qu'elle existe, comme une véritable
inflammation, ne pourrait-elle pas arriver à
son *maximum*, décliner et se dissiper en
quelques heures? cependant il est certain que
cette congestion peut être suivie de tous les
symptômes nerveux et fébriles qui constituent
un accès de fièvre intermittente; il est certain
que cet accès peut être très-pernicieux, si
cette congestion a lieu sur des organes dont
les fonctions sont indispensables à la vie ou
dont les influences sympathiques sont très-
rapides, très-étendues, comme sur les organes encéphaliques, pulmonaires et gastriques; aussi, dans tous les exemples de fièvres
comateuses, convulsives, délirantes, dont
M. Bailly nous fournit les autopsies, voit-on

____

(1) Page 333.

tantôt une injection vive et très-prononcée de l'arachnoïde, tantôt une inflammation aiguë de l'estomac ou de quelques points du tube digestif.

Mais de ce que tout accès de fièvre intermittente est la suite ou l'effet d'une congestion violente ou d'une inflammation aiguë ; de ce qu'il y a, dans une fièvre intermittente quelconque, lésion d'un organe dont les relations sympathiques et nerveuses se trouvent considérablement augmentées par l'exaltation plus ou moins vive de ses propriétés vitales ; de ce que cette lésion peut se terminer, en quelques heures, comme l'accès fébrile qui en dépend ; nous sommes loin de vouloir conclure que, chez tous les malades atteints de fièvre intermittente, il n'y ait pas d'autres lésions que celle résultant de l'inflammation aiguë dont il s'agit ; nous pensons, au contraire, que ce dernier cas n'est point le plus fréquent. Nous pensons que c'est seulement le cas des malades qui n'ont pas encore eu un grand nombre d'accès et chez qui l'apyrexie est parfaite, chez qui toutes les fonctions s'opèrent très-bien pendant tout le temps qui sépare les accès ou les retours de la congestion périodique. Nous pensons que les individus, portant

déjà quelque inflammation chronique et latente des viscères, sont plus disposés que les
autres à contracter, sous l'influence de certaines causes, la congestion ou l'inflammation aiguë et périodique qui développe tout
accès de fièvre intermittente. Rien n'est plus
fréquent en pathologie que de voir des affections aiguës se joindre à des lésions organiques profondes, ou se hanter sur des inflammations chroniques, pour tuer les malades;
toute l'attention du médecin doit se porter sur
les premières pour les modérer ou les dissiper,
et c'est souvent l'obstacle qu'il éprouve à parvenir à son but, qui lui révèle la complication; tout comme, dans les fièvres intermittentes, c'est le défaut d'apyrexie, c'est la
persistance de quelques symptômes après l'accès, qui dénotent une lésion profonde avec
des exacerbations périodiques, ou qui indiquent une véritable affection aiguë dont les
retours réguliers augmentent l'intensité d'une
inflammation qui existait déjà sous forme
chronique ou latente et en dévoilent l'existence continue.

Voici comment nous nous exprimions à
cet égard (tome second, page 781 de l'Essai
sur les Irritations intermittentes) : « Quelque

» soit la nuance d'irritation de la muqueuse
» digestive qui développe le frisson, les trem-
» blemens et les autres symptômes de la fiè-
» vre intermittente ; quelque soit le siége de
» l'inflammation le long du canal digestif,
» l'on conçoit que , par son reflux violent et
» considérable à l'intérieur, le sang soit
» obligé de s'accumuler dans le foie et sur-
» tout dans la rate dont le tissu, moins résis-
» tant, s'oppose peu à son ampliation ou à son
» engorgement ; l'on conçoit que cette am-
» pliation subite, violente et répétée à cha-
» que accès de fièvre intermittente , puisse
» être bien souvent la source d'une affection
» chronique et quelquefois d'une désorgani-
» sation rapide de ces organes.

» Il est vrai qu'on voit des individus con-
» server des fièvres intermittentes , pendant
» assez long-temps , sans qu'il survienne au-
» cun engorgement, aucune obstruction dans
» les organes annexés à la muqueuse diges-
» tive ; ce qui peut dépendre soit de ce que
» les portions irritées , enflammées, de cette
» membrane, ne correspondent pas à l'em-
» bouchure de leurs conduits excréteurs, ou
» se trouvent plus ou moins éloignées de ces
» organes ; soit de ce que la congestion pas-

» sagère ou l'affection sympathique dont ils
» sont le siége pendant les accès, n'est pas
» portée assez loin pour que l'équilibre ne
» puisse être rétabli parfaitement durant l'in-
» termission. Mais si, par des circonstances
» opposées, si, par la prédisposition de ces
» organes, l'équilibre ne se rétablit pas en-
» tièrement entre les accès; si le changement,
» déterminé par l'accumulation du sang dans
» leur mode d'action organique, persiste trop
» long-temps après l'accès et qu'il reste un
» premier noyau d'engorgement, lorsqu'un
» autre accès arrive; alors, chaque nouvel
» accès ne fait que l'accroître, et cet engor-
» gement arrive bientôt progressivement à
» un volume très-considérable, et peut ame-
» ner la destruction des organes dont il s'agit,
» si l'on ne s'oppose à son développement
» et si l'on n'en éloigne point la cause. »

Si un malade succombe dans ces circonstances et qu'on en fasse l'autopsie, l'on trouvera les traces d'une inflammation aiguë dans
l'estomac, sur quelques points du canal digestif, parfois dans les organes cérébraux et
pulmonaires; puis des altérations profondes,
des désorganisations dans le foie, la rate, le
mésentère, le péritoine; d'autres fois, une

congestion vive se fera remarquer sur l'arachnoïde, sur la plèvre, etc., et il y aura des
lésions chroniques et anciennes dans le cerveau, l'estomac ou les intestins.

Toutes ces lésions vues de près, examinées
sous toutes leurs faces, feront parfaitement
reconnaître des inflammations aiguës ou chroniques, mais ne présenteront rien de particulier touchant le type de la maladie, rien qui
indique spécialement si elle a été continue ou
intermittente, si elle a été accompagnée de
phénomènes nerveux ou sympathiques très-
considérables, ou si elle n'a révélé son existence que par des symptômes locaux. Ce qui
tend à prouver que le type, que certaines
nuances de forme dans la manifestation des
maladies, ne changent rien à leur nature ; ce
qui prouve encore que la même lésion locale,
suivant la nature des causes, suivant le degré
d'excitation de la partie affectée, suivant la
disposition des individus, peut développer
des phénomènes plus ou moins variés, plus
ou moins remarquables.

Que l'on ouvre le crâne d'un homme mort
d'une arachnitis aiguë avec le type continu ou
d'une fièvre pernicieuse arachnitique, convulsive, etc., l'on ne trouvera pas de diffé-

rence dans la lésion locale. Qu'on ouvre le corps d'un homme mort de gastrite, de gastro-entérite continues, ou d'une fièvre intermittente gastralgique, gastro-entérique, des lésions de même nature indiqueront des maladies de même nature.

Supposons que, les mêmes causes agissant sur deux individus d'une constitution à peu près semblable, l'un soit attaqué d'une fièvre intermittente gastralgique, l'autre d'une fièvre gastrique continue très-violente ; si l'on nous demande pourquoi cela est arrivé : nous nous hâterons de dire que nous n'en savons rien (1), et que, toutes les fois qu'il s'agit de pénétrer dans la nature même des choses, dans les causes premières des modifications organiques, en santé comme en maladie, il nous

(1) L'on rapporte (*Journal de Médecine de MM. Corvisart, Leroux*, etc., tome **X**) que huit femmes se trouvant détenues dans une prison, et renfermées toutes ensemble dans un lieu étroit, dont l'air sombre n'était point renouvelé, éprouvèrent savoir : deux, une fièvre intermittente simple dont elles guérirent ; deux, une fièvre putride maligne continue, à laquelle elles échappèrent ; deux autres, une fièvre putride intermittente qui les fit périr ; enfin, deux autres conservèrent une santé parfaite.

Plusieurs faits analogues se trouvent consignés dans les ouvrages de médecine.

faut avouer notre ignorance. Car, expliquer le fait, en disant que chacun était disposé de manière à éprouver tel type, telle nuance de phlegmasie, plutôt que telle autre ; en disant que chez le premier *le symptôme nerveux a pris plus de part à sa maladie* que chez le second, c'est ne rien dire du tout ; car, il reste toujours à savoir pourquoi ces deux individus étaient différemment disposés, pourquoi le système nerveux de l'un a été plutôt mis en jeu que celui de l'autre. Si ces deux malades succombent, pourquoi dira-t-on que chez l'un c'est la fièvre pernicieuse qui a tué le malade ; tandis que chez l'autre, ce sera une violente gastrite? car M. Bailly lui-même convient déjà qu'il n'y a plus de fièvre continue essentielle, et la chose principale ou essentielle dans une fièvre gastrique continue, ce n'est plus la fièvre, c'est la gastrite. Cependant, chez les deux malades dont il s'agit, il y a eu également des symptômes généraux et fébriles, qui n'ont varié que par la forme ; chez tous les deux, la mort est survenue moins par la lésion locale que par le trouble qui en est résulté dans les fonctions du cœur et du poumon ; mais si la lésion organique n'avait pas existé, si l'estomac n'avait pas été enflammé, il n'aurail pas exercé les influences sympathiques et nerveuses qui ont occasionné la mort des malades; donc, en dernière analyse, c'est l'inflammation de l'estomac, c'est la lésion locale qui, dans les cas semblables, est la première cause de la mort; donc ce n'est pas, comme le dit M. Bailly, *la fièvre qui tue* (1) *par sa trop grande activité, dans les pays où règnent les fièvres intermittentes.*

Ce médecin avoue que, dans la constitution de fièvres intermittentes qu'il a observée à Rome, « il a fait cesser presque subitement » par la saignée des fièvres intermittentes qui » avaient résisté à tous les autres traite-» mens (2), et que le quinquina ne réussissait » que lorsque des évacuations sanguines » avaient disposé l'économie à en recevoir » l'action. » Or, je le demande, est-ce à la fièvre ou à la lésion locale que s'adressait la saignée? est-ce au systême nerveux abdominal ou à l'inflammation du canal digestif qu'on voulait remédier par ce traitement?

Plus loin, M. Bailly nous dit que les saignées peuvent être considérées comme ame-

---

(1) Page 336.
(2) Page 364.

nant la guérison, en enlevant la cause ou au moins l'aliment (1) de l'inflammation... que la saignée pourrait, dans beaucoup de cas, surtout dans nos climats, amener une guérison plus solide que le quinquina, si on ne voulait faire usage que de l'un ou de l'autre... que la saignée est très-utile dans les pays chauds, parce que l'effet d'une température élevée est de produire une espèce de turgescence vasculaire, qui tend plutôt à favoriser les mouvemens d'exhalaison que ceux d'absorption... Que des expériences dues aux physiologistes modernes, prouvent qu'un état de turgescence de l'économie est le moins propre à favoriser ce genre de phénomène ; que plus le système sanguin est vide, et plus il absorbe avec activité ; qu'il est donc de toute nécessité, pour déterminer la disparition d'une inflammation, de produire dans l'économie les circonstances les plus favorables, pour que l'absorption s'exerce avec une grande énergie.

Ici, comme dans beaucoup d'autres circonstances, nous pourrions faire observer

---

(1) Page 366.

à M. Bailly qu'il est de mauvaise foi, injuste même, à l'égard de M. Broussais ; car, à propos de physiologistes modernes, il cite M. Edward ; nous savons que les expériences de ce médecin sont très-ingénieuses et très-concluantes, mais nous savons aussi qu'un expérimentateur qui date de beaucoup plus loin, qui voit les choses plus en grand, qui fait depuis vingt-cinq ans des applications continuelles de la physiologie à la pathologie et au traitement d'un grand nombre de malades confiés à ses soins ; nous savons que ce praticien physiologiste a établi et prouvé depuis long-temps que tantôt la saignée, tantôt l'application des sangsues, *diminuait le nombre des globules rouges qui arrosent les parties enflammées, et augmentait l'absorption de ces parties ;* il a prouvé, par des observations nombreuses, que plus l'économie était privée de liquides, plus l'absorption était active ; et qu'il s'établissait dans tout le systême absorbant une espèce de soif ou de disette qui le forçait à prendre des matériaux partout où il pouvait en trouver ; c'est même sur ce fait bien établi, que M. Broussais a fondé son traitement antiphlogistique et l'emploi des saignées locales et générales dans les engorgemens indolens, les tumeurs squirreuses, tuberculeuses, scrophuleuses, cancéreuses, etc.; traitement dont il obtient, chaque jour, ainsi que ses élèves, de nombreux succès et des guérisons inattendues.

Pourquoi donc M. Bailly, en émettant dans son ouvrage, je ne dis pas seulement l'opinion, mais en se servant encore d'expressions tout-à-fait semblables à celles qu'emploie habituellement M. Broussais dans ses cours, pourquoi n'a-t-il pas eu au moins la délicatesse de le citer? en médecine, comme en toute chose, il faut rendre à César ce qui appartient à César.

Très-exclusif dans son traitement des fièvres intermittentes, l'auteur du Traité anatomico-pathologique des fièvres veut que toujours l'on pratique une saignée abondante quand elles commencent à se manifester, parce que, dit-il, « si on laisse le systême ner-
» veux reproduire plusieurs fois le mouve-
» ment fébrile, il s'ensuivra certainement
» une augmentation de l'affection abdomi-
» nale... il s'ensuivra une série de mouvemens
» organiques (1) qui produiront cette modifi-

____

(1) Page 381.

» cation de tissu que nous avons vue consti-
» tuer une inflammation fixe : alors la fièvre
» devra au moins durer deux septenaires.
» Mais si l'on s'y oppose par une saignée, si
» l'on empêche la partie malade de se modi-
» fier davantage ; si l'on favorise, par cette
» saignée, l'absorption *des molécules mor-*
» *bides,* on peut terminer subitement la ma-
» ladie, en dérangeant *l'ordre pathologique*
» *qui allait achever sa formation.* »

Nous voudrions bien savoir en quoi consiste *cet ordre pathologique* qui allait achever sa formation, quand une saignée termine subitement une fièvre intermittente à son début. Et si, pour s'assurer parfaitement du caractère de la fièvre, surtout quand les accès ne s'annoncent pas par des symptômes particuliers et très-violens, l'on attend qu'elle ait eu deux ou trois accès, et que, par conséquent, l'affection abdominale se soit augmentée au point de constituer une inflammation fixe : elle devrait donc cette fièvre, d'après M. Bailly, durer au moins deux septenaires, puisque c'est la durée qu'il assigne à toute modification de tissu qui constitue une inflammation fixe ; et puisque, pour produire cette inflammation, il n'y a qu'à laisser survenir plusieurs accès

de fièvre ; or, c'est ce qui est démenti par
l'expérience journalière et de tous les temps,
expérience qui prouve qu'on peut prévenir le
retour des accès ou guérir une fièvre intermittente qui a eu plusieurs accès, aussi facilement qu'après le premier ou le second accès.
D'ailleurs, pour arriver à cette modification
de tissu par une série de mouvemens organiques, comme l'entend M. Bailly, il faudrait
que, dès le premier ou le second accès, les
symptômes locaux et sympathiques ou fébriles
qui les constituent, allassent en augmentant
d'intensité dans les mêmes proportions que
l'affection abdominale ; il faudrait qu'après
plusieurs accès, cette affection manifestât sa
présence par des symptômes inflammatoires
locaux et généraux ou fébriles, plus marqués
que pendant les premiers accès de la fièvre intermittente ; or, c'est ce qui n'a point lieu :
les accès ne vont point en augmentant d'intensité à mesure qu'ils se multiplient ; ils sont
les mêmes après une répétition qui a eu lieu
tous les jours pour la fièvre quotidienne, tous
les deux jours pour la fièvre tierce, tous les
trois jours pour la fièvre quarte, etc., et cela
pendant plusieurs semaines, plusieurs mois,
une année ; souvent même les premiers accès

sont les plus violens, et ils vont ensuite en diminuant de telle sorte, qu'après un certain nombre d'accès, les symptômes locaux d'affection gastrique, biliaire, etc., sont à peine sensibles. Enfin, il faudrait, d'après M. Bailly, que toute fièvre intermittente, abandonnée à elle-même, se terminât nécessairement après un ou deux septenaires; il faudrait que la fièvre tierce, par exemple, durât quinze jours pour un septenaire, car l'inflammation, *selon lui, ne fait réellement des progrès* (1) *en avançant ou en revenant vers la guérison, que dans le moment des accès.* Or, c'est ce qui n'arrive point, comme nous l'avons vu précédemment; il est prouvé, au contraire, que certaines fièvres intermittentes, la fièvre quarte, par exemple, peut durer plusieurs mois et même des années.

Comment ce fait, bien certain, pourrait-il coïncider avec la théorie de M. Bailly? Pourrait-on supposer que la lésion abdominale, *qui se développe dans les viscères abdominaux par la répétition du mouvement fébrile,* arrivât à sa fin tous les septenaires; qu'elle se renouvelât et se terminât de nou-

---

(1) Page 339.

veau au bout d'une quinzaine de jours ; puis recommençât encore et finît alternativement ?... Nous ne le pensons pas. M. Bailly ne le pense pas plus que nous ; aussi accuse-t-il la fièvre quarte et toutes les fièvres intermittentes qui durent très-long-temps et qui, d'après sa théorie, nous conduiraient à des conséquences inadmissibles, *d'être de vraies folies* (1) *du système nerveux de la vie assimilatrice et sécrétoire.*

Nous avons prouvé la fausseté ou le peu de fondement du principe sur lequel M. Bailly veut établir sa théorie des fièvres intermittentes ; nous faisons voir que les conséquences qui en sont déduites nécessairement sont contraires à l'observation générale ; notre tâche arrive à sa fin ; et, malgré les explications à perte de sens, les comparaisons forcées, les raisonnemens insidieux et les objections subtiles de M. Bailly contre la nouvelle doctrine des fièvres intermittentes, nous restons convaincu qu'un accès de fièvre intermittente étant donné, l'on ne peut pas savoir s'il reviendra ou non, s'il doit appartenir à une fièvre quotidienne, tierce, quarte, etc. ; et

---

(1) Page 344.

quand plusieurs accès nous ont convaincu du type adopté par cette fièvre, l'on ne peut point encore savoir s'il en reviendra d'autres et combien il en reviendra. Donc il n'y a rien de fixe pour le nombre des accès que doit avoir une fièvre intermittente quelconque ; donc il ne paraît rien y avoir qui lie les accès entre eux, ou qui prouve la dépendance les uns des autres, au moins dans les fièvres intermittentes dont l'apyrexie est parfaite ; donc, chaque accès, d'après l'examen des symptômes, consiste dans une affection continue, vive, aiguë, quelquefois dans l'exacerbation d'une affection chronique, qui ont leur siége habituel dans le canal digestif et qui peuvent se terminer rapidement par des sueurs, par un surcroit d'action dans le systême sécréteur et exhalant, sans que nous sachions ni le pourquoi, ni le comment : l'analogie entre les fièvres continues et les fièvres intermittentes, entre les affections périodiques externes et les lésions intermittentes internes, les causes de la fièvre intermittente, les symptômes observés durant chaque accès, les lésions démontrées par l'autopsie après la mort, tout prouve une nuance de phlegmasie dans les organes digestifs, qui donne lieu à l'accès fébrile ou qui développe les phénomènes généraux et sympathiques qui le constituent, et dont la répétition, à certaines époques, a été appelée fièvre intermittente essentielle.

Pour achever de faire connaître notre opinion et celle de M. Bailly à l'égard des maladies dont il s'agit, supposons que deux hommes viennent de succomber : l'un, par suite de l'emploi d'un purgatif violent; l'autre, par suite d'une fièvre intermittente spontanément développée. L'autopsie fait voir chez tous les deux des traces d'une inflammation plus ou moins vive dans le canal digestif. Eh bien! parce que, chez le premier, il n'y aura eu, pendant la vie, que des symptômes locaux de phlegmasie gastro-entérique, tandis que chez le dernier, l'on aura observé des symptômes locaux moins sensibles et des symptômes généraux ou fébriles très-prononcés; faut-il, pour expliquer ce fait, en conclure avec M. Bailly, que, dans les maladies spontanées (1), les altérations visibles des organes ne sont pas toute la maladie; que, dans le second cas ou chez l'homme mort

____

(1) Page 402.

de fièvre intermittente , il y avait des *causes morbides* existant depuis long-temps dans l'économie et qui ont fini par se porter sur une partie limitée où un tel désordre n'a été produit que parce que tout était *préparé depuis long - temps , parce que l'organisation était mal disposée ;* tandis que, dans le premier cas, il ne s'agissait que d'une lésion artificielle qui ne pouvait pas développer le même désordre... « *Il en est,* ajoute M. Bailly, *de toutes les maladies comme des menstrues ; elles mettent un certain temps à se développer en nous ; ce n'est que lorsque tout est préparé, que la plus faible cause extérieure finit par en déterminer la formation sur une partie locale, qu'on aurait tort de considérer comme offrant tout le mal à combattre... ce que je dis des intestins est applicable à toutes les autres maladies locales.* »

Nous avouerons bien franchement que ces sortes d'explications que nous donne souvent M. Bailly, ou ne sont pas à la portée de notre faible intelligence, ou ne nous apprennent absolument rien ; parce qu'une supposition gratuite n'équivaut pas à l'explication physiologique d'un fait pathologique. Nous dire que la fièvre intermittente a produit la même lésion locale qu'un violent purgatif, parce que, dans le premier cas, l'organisation *était mal disposée, parce que tout était préparé d'avance dans l'économie, pour que cela fût ainsi;* c'est ne rien dire de satisfaisant; ne reste-t-il pas toujours à découvrir le motif de cette dernière supposition ? Est-on beaucoup plus avancé, par cette explication, que si l'on avait dit franchement, l'on n'en sait rien ? Bien souvent toute notre science devrait se borner à reconnaître notre ignorance, à dire voilà le fait. L'autopsie fait voir la même lésion : pourquoi chez l'un, ne s'est-il développé que des symptômes locaux à peine sensibles ; et pourquoi, chez l'autre présentant la même lésion, a-t-on observé tous les phénomènes généraux et sympathiques auxquels on reconnaît une fièvre intermittente ? c'est ce qu'on ne sait point, c'est ce qu'on ne peut expliquer.

Il faut seulement rester convaincu de cette vérité, que sous l'influence des mêmes causes, sous l'influence des mêmes lésions organiques du canal digestif, par exemple, il peut se développer des symptômes locaux et surtout des phénomènes généraux qui peuvent varier à l'infini par leur durée, par leur intensité, et leur nuance de formes, non-seulement dans des climats et chez des individus différens, mais encore dans le même lieu, chez la même personne, et cela par une infinité de circonstances qu'il ne nous est pas donné de saisir. Cette vérité est incontestable ; elle n'est que la simple expression de faits observés par milliers.

« La terminaison spontanée des fièvres
» intermittentes a été reconnue dès la plus
» haute antiquité ; mais en France (1), on n'a
» jamais ajouté beaucoup de foi à cette es-
» pèce de ressemblance que les anciens
» avaient trouvée entre les fièvres continues
» aiguës et les fièvres d'accès ; on a toujours
» supposé, au moins dans ces derniers temps,
» que le traitement seul décidait de la lon-
» gueur des maladies. »

Je ne sais pas si M. Bailly prétend, à lui seul, représenter toute la médecine française, et s'il pense que son opinion est celle de tous les médecins français ; mais, ce qu'il y a de certain, c'est qu'il s'exprime mal quand il dit qu'en France l'on n'a pas ajouté foi à la ressemblance qu'il y a entre les fièvres continues aiguës et les fièvres d'accès : s'il avait lu le

____

(1) Page 415.

premier volume de la Nosographie phyloso-
phique de M. Pinel, il aurait vu que ce pro-
fesseur, dont l'ouvrage a été long-temps clas-
sique en France, n'a pas cru devoir traiter à
part des fièvres intermittentes, parce que ces
fièvres ne présentaient rien de particulier
qu'un type différent des fièvres continues
auxquelles il se contente de les rattacher. La
plupart des auteurs et médecins français ont
partagé cette opinion de M. Pinel (1). Il n'est
pas plus exact de dire qu'on *a supposé dans
ces derniers temps*, que le traitement seul décidait de la longueur des maladies : plusieurs
auteurs et médecins distingués avaient déjà
reconnu qu'il n'y avait rien de fixe relativement à la durée des fièvres intermittentes,
lors même qu'on les abandonnait à elles-
mêmes; mais, il est vrai qu'il appartenait au
fondateur de la nouvelle doctrine d'établir et
de démontrer cette vérité plus clairement et
plus solidement qu'on ne l'avait fait avant lui.

---

(1) M. Itard, dans un mémoire lu à l'Académie de médecine, dit : « qu'on a de fortes raisons de croire que les fièvres
» intermittentes, qui ne *diffèrent* des fièvres continues que par
» une modification peu importante, celle du type, reconnaissent
» également pour cause prochaine une phlegmasie aiguë ou
» chronique de quelque organe important.... »

Pourquoi M. Bailly, en émettant l'opinion que les fièvres intermittentes ont *une durée nécessaire*, et en rapportant un grand nombre d'observations de ces fièvres dans son ouvrage, n'en fournit-il pas trois qui aient présenté la même durée ou qui se soient terminées après un nombre égal d'accès?...

Il n'est point étonnant que ce médecin fasse peu de cas de l'opinion des anciens touchant la ressemblance qu'ils avaient trouvée entre les fièvres intermittentes et les fièvres continues aiguës; il est également facile de concevoir pourquoi il désire s'appuyer, à cet égard, de l'assentiment de tous les médecins français : c'est qu'il s'agit d'un point capital de sa théorie des fièvres intermittentes; c'est qu'en prouvant la ressemblance qu'on a, de tout temps, observée entre les fièvres continues et les fièvres intermittentes, l'on achève de renverser les prétendus fondemens de la théorie qu'il veut établir; c'est qu'en prouvant la ressemblance dont il s'agit, l'on met encore M. Bailly en contradiction manifeste avec lui-même; parce qu'il a signé l'arrêt de mort prononcé par la doctrine physiologique contre l'essentialité des fièvres continues, et parce qu'il dit positivement, page 35, et dans plusieurs autres endroits de son ouvrage, *que les fièvres continues ne sont véritablement qu'un symptôme de la maladie locale.*

Il importe donc beaucoup à l'auteur du Traité anatomico-pathologique des fièvres, de prouver qu'il n'y a point d'analogie, qu'il n'y a aucune ressemblance entre les fièvres intermittentes et les fièvres continues. Or, voici les différences qu'il veut établir entre elles, et qui, selon lui, *s'opposeront éternellement* (1) *à tout rapprochement* entre les fièvres dont il s'agit :

La première différence consiste en ce que les fièvres continues ont, *toutes et sans exception, leurs redoublemens le soir ;* tandis que les fièvres intermittentes ont, *toutes,* (2) leurs accès le matin de bonne heure, quand elles sont quotidiennes; de dix heures à midi, quand elles sont tierces ou double tierces ; et, vers les trois, quatre ou cinq heures du soir, quand elles sont quartes.

« La seconde cause de différence entre les
» fièvres intermittentes et les fièvres conti-
» nues, est, sans contredit (3), l'efficacité du
» quinquina. »

_____

(1) Page 33.
(2) Page *id.*
(3) Page 35.

« La troisième raison de différence con-
» siste (1) dans la physionomie particulière
» du malade au moment de l'accès. »

« La quatrième cause de différence entre
» les fièvres dont il s'agit, existe dans la fa-
» cilité avec laquelle on peut quelquefois
» empêcher le retour d'un accès. Il suffit
» souvent (2) d'un mouvement de frayeur,
» de crainte, de plaisir, de surprise et de
» mille autres circonstances analogues, pour
» faire disparaître les fièvres intermittentes;
» ce qui n'a point lieu dans les fièvres con-
» tinues qui doivent avoir *nécessairement*
» leur début, leur état, leur déclin. »

« La cinquième cause de différence se
» trouve dans la liaison qui existe entre les
» altérations locales et les mouvemens fé-
» briles généraux. Dans une fièvre continue,
» on peut toujours juger de l'activité de la
» lésion locale (3) par l'énergie des symp-
» tômes de la fièvre : ce même rapport
» n'existe plus dans les fièvres intermit-
» tentes. »

---

(1) Page 36.
(2) Page 39.
(3) Page 42.

C'est par un long exposé de toutes ces causes de différence qu'il *a trouvées*, et qui, selon lui, s'opposeront éternellement à tout rapprochement entre les fièvres intermittentes et les fièvres continues, que M. Bailly commence son ouvrage, parce que c'est là-dessus qu'est appuyé l'un des premiers fondemens de sa théorie des fièvres intermittentes simples et pernicieuses ; c'est par là que nous allons terminer notre examen du Traité anatomico-pathologique, et que nous achèverons de nous convaincre que cette théorie tombe d'elle-même faute d'appui et de solidité dans les faits ou plutôt les raisons qui lui servent de bases.

La plupart des différences établies par M. Bailly entre les fièvres continues et les fièvres intermittentes, sont déjà jugées et appréciées à leur juste valeur par tout ce que nous avons dit précédemment.

Relativement à la première différence, nous avons fait voir qu'il n'y avait rien de fixe touchant l'époque soit des redoublemens dans les fièvres continues, soit des accès dans les fièvres intermittentes. Bien loin qu'il soit prouvé que toutes les fièvres continues aient leurs redoublemens le soir, il n'est pas de médecins qui n'en aient observé dont les exacerbations avaient lieu le matin. Il n'est pas de praticiens, par exemple, qui n'aient vu, dans les fièvres gastriques, bilieuses continues, plusieurs symptômes, tels que la céphalalgie, les dégoûts, l'amertume de la bouche, les nausées, les envies de vomir et les vomissemens, être plus marqués et plus saillans le matin que dans toute autre époque de la journée. N'est-ce pas dans la matinée qu'ont lieu, d'après l'observation générale, les redoublemens des fièvres éruptives, catarrhales, muqueuses, etc.?

Tous les auteurs qui ont traité des fièvres intermittentes, rapportent des exemples de fièvres tierces et quartes qui avaient lieu le matin, et d'autres dont les accès se manifestaient à diverses époques de la journée et de la nuit, quelque fût leur type d'intermittence; tous ont observé des fièvres intermittentes dont les accès allaient chaque fois en avançant d'une ou de plusieurs heures, de manière à décrire parfois un cercle de vingt-quatre heures, pour revenir à la même époque qu'ils avaient adoptée dans le principe.

Nous avons vu à l'hospice clinique de la Charité, en 1817 et 1818, plusieurs exemples de fièvres intermittentes tierces et quartes dont les accès avaient lieu dans la matinée. Pendant les années 1822, 1823, 1824, nous avons exercé la médecine sur une grande étendue de bourgs et de villages placés sur les rives de l'Isère, c'est-à-dire, sur de vastes plaines tour-à-tour envahies et délaissées par le cours très-variable et nullement limité de cette rivière, et par les crues d'eau rapides, quelquefois très-considérables qu'elle présente à différentes époques de l'année; pendant cet intervalle de temps, nous avons observé un très-grand nombre de fièvres intermittentes dont les accès, quelque fût leur type quotidien, tierce ou quarte, revenaient très-souvent vers la fin de la journée; le choix de cette époque, pour le retour des accès, nous a paru déterminé par les imprudences de chaud et de froid, d'humidité, d'intempérance, commises durant la journée, et plus particulièrement par le mode d'action des causes les plus actives, c'est-à-dire, par l'influence plus grande des miasmes marécageux qui, quelque temps après le coucher du soleil, retombaient avec les vapeurs qui s'étaient élevées dans le jour, et qui, chaque soir, formaient une abondante rosée.

La seconde cause de différence, fondée sur l'efficacité exclusive du quinquina contre les fièvres d'accès, est de peu de valeur d'après M. Bailly lui-même ; puisqu'à l'aide de ce médicament seul, il n'a pu guérir des fièvres intermittentes qui cédèrent à l'emploi des saignées et d'un traitement antiphlogistique ; puisque, dans la constitution de fièvres intermittentes qu'il a observée à Rome, le quinquina ne réussissait que quand les saignées avaient disposé l'économie à en recevoir l'action ; puisque plusieurs autres moyens, comme les amers indigènes, les évacuans, les antispasmodiques, etc., employés avec succès contre certaines fièvres continues, ont également réussi contre les fièvres intermittentes; puisque plusieurs praticiens ne croient point encore avoir obtenu la guérison solide de certaines fièvres continues, s'ils n'achèvent leur traitement par l'administration d'un peu de quinquina. D'ailleurs, comme nous l'avons dit précédemment, ce n'est pas contre la fièvre aiguë qui constitue l'accès, que le médecin physiologiste dirige l'action du quinquina, puisque cette fièvre n'existe plus et ne doit plus exister lorsqu'il administre ce médicament, puisque c'est uniquement pour en prévenir le retour, qu'il l'emploie. Aussi, est-il généralement de précepte de n'y avoir recours que durant l'apyrexie; aussi, est-il d'observation que son efficacité est d'autant plus grande que l'apyrexie est plus parfaite, et qu'employé pendant l'accès, son action peut être extrêmement nuisible. Plusieurs praticiens ont signalé le danger qu'il y avait à donner le quinquina durant un accès de fièvre intermittente; Sydenhan, par exemple, a vu la mort survenir chez plusieurs malades à qui on avait eu l'imprudence d'administrer cette écorce pendant les accès de la fièvre dont il s'agit.

Quant à la différence fondée sur le *facies* ou la physionomie particulière du malade au moment de l'accès, nous n'avons pu deviner encore en quoi elle consiste : M. Bailly ne s'explique point à cet égard, et ne croit pas pouvoir décrire *la sensation particulière* qu'il éprouve en pareille circonstance; il soutient qu'il faut avoir vu autant de malades que lui pour l'apprécier; pour nous, qui n'avons pas cette prétention, et qui cependant n'admettons pas une opinion sur parole, nous restons persuadé qu'à l'aspect du plus grand nombre des accès de la fièvre intermittente pris séparément, l'on ne peut pas décider, de prime abord, s'il s'agit du période d'acuité d'une fièvre bilieuse, gastrique continue, ou d'un véritable accès de fièvre intermittente. Bien loin qu'*au fort d'un accès il y ait rarement cette contraction des traits* (1) *et cet appareil de souffrance qui ont lieu dans les fièvres continues*, comme l'avance M. Bailly, nous avons vu, soit chez les malades soumis à notre observation, soit dans la description des symptômes qu'en donnent les auteurs, que ceux qui constituent un accès de fièvre intermittente sont, en général, aussi intenses et quelquefois plus saillans que ceux auxquels on reconnaît les fièvres continues les plus graves, alors même qu'elles sont dans leur période d'acuité et d'exacerbation. Si le pronostic d'un accès de fièvre intermittente est ordinairement moins fâcheux, c'est en raison de sa courte durée et des intervalles de repos ou de santé qui existent entre les momens de sa disparition et de son retour; quelquefois cependant la violence des congestions inflammatoires sur les principaux viscères est telle que la mort en est promptement la suite, comme

____

(1) Page 37.

dans les fièvres intermittentes pernicieuses.

M. Bailly nous persuadera difficilement que la distinction qu'il veut ici trouver dans le *facies*, ne soit pas pour indiquer une *simple curiosité physiologique ;* il nous persuadera bien moins encore que, dans une fièvre intermittente dont les accès se trouvent tellement rapprochés qu'il n'y a plus moyen de la distinguer d'une fièvre continue, « *l'on perdra* » *certainement son malade* (1), *en ne son-* » *geant qu'à l'inflammation, au lieu de sup-* » *primer promptement l'incroyable activité* » *des symptômes nerveux qui, bien plus que* » *l'inflammation, vont anéantir l'existence.* » Nous pensons qu'en pareil cas, l'on perdra bien plutôt son malade, en ne s'adressant qu'à des phénomènes sympathiques, en négligeant ce qu'il y a de plus positif, c'est-à-dire, la lésion organique ou l'inflammation qui développe tous ces phénomènes, tous les symptômes nerveux et pernicieux possibles. Si l'on ne s'oppose à la violence de la congestion inflammatoire ou de l'accès actuellement en vigueur, par des saignées et un traitement antiphlogistique très-énergique, le malade

______

(1) Page 83.

peut y succomber avant que l'on puisse disposer d'un moment favorable pour l'emploi
du quinquina; car ce médicament, de l'aveu
de M. Bailly, ne réussit que quand les saignées
ont disposé l'économie à son action; et,
d'après la plupart des auteurs ou des médecins
les plus instruits, que quand l'apyrexie existe,
ou du moins lorsqu'il s'est établi une rémis-
sion bien sensible dans les symptômes les plus
aigus de la lésion locale.

En développant cette troisième cause de
différence entre les fièvres intermittentes et
les fièvres continues, M. Bailly trouve *que* (1)
ce qu'il y a de curieux, c'est qu'après la mort
d'un individu atteint de fièvre intermittente,
l'on puisse trouver des altérations en tout
semblables à celles qui ont lieu à la suite
d'une fièvre continue. Ce fait est *curieux* effectivement d'après sa théorie; mais il ne
surprendra point tout médecin physiologiste
qui reconnaît la plus grande analogie entre
les fièvres dont il s'agit, ou qui ne voit entre
elles d'autre différence que celle qui résulte
de leur type. Et, s'il est vrai, comme il le
dit plus loin, *que l'extérieur soit constamment*

---

(1) Page 37.

le résultat de l'intérieur, même dans l'expres-sion fugitive des traits, il est évident que les symptômes d'une fièvre continue et ceux d'une fièvre intermittente doivent se ressembler. Donc la troisième raison de différence, fondée sur la physionomie particulière du malade, est encore de peu d'importance, d'après l'auteur même qui veut l'établir.

La quatrième cause de différence trouvée par M. Bailly entre les fièvres intermittentes et les fièvres continues, existe dans la facilité avec laquelle on peut quelquefois empêcher le retour d'un accès ou le faire disparaître pour toujours. Cette prétendue différence n'est fondée que sur des exceptions ; et, de l'avis de tout médecin, il est rare qu'une fiè-vre intermittente, bien établie, se termine par un mouvement de frayeur, de crainte, de plaisir, de surprise, etc. Pourquoi donc M. Bailly, qui ne fait aucun cas des excep-tions, s'en sert-il dans cette circonstance ? N'est-ce pas faute de meilleures raisons ? D'ailleurs, il nous serait facile de trouver, dans le traitement ou la guérison des fièvres continues, des exceptions qui pourraient faire le pendant des précédentes et qui les combat-traient par un nombre de faits peut-être supérieur. Ne sait-on pas, par exemple, qu'il y a des observations de fièvres *bilieuses et nerveuses* continues qui ont été arrêtées à leur début par une vive affection de gaîté, d'espérance et d'enthousiasme, par le contremandement d'une nouvelle funeste qui avait développé un resserrement au creux de l'estomac, troublé la sécrétion ou dérangé l'écoulement naturel de la bile? Ne sait-on pas que des *fièvres continues inflammatoires* se sont terminées presque subitement par des saignées? N'a-t-on pas vu des *fièvres pleurétiques* disparaître, en vingt-quatre heures, par une saignée abondante et une application de sangsues? Il n'est donc pas exact de dire que toute fièvre continue *doive nécessairement avoir son début, son état et son déclin,* et qu'elle ne puisse être guérie ou arrêtée rapidement par une affection morale ou par d'autres moyens plus énergiques. D'ailleurs, il est bien reconnu, bien avéré qu'une fièvre intermittente peut devenir continue *et vice versâ :* M. Bailly, ne pouvant contester cette vérité ou cette preuve d'analogie et d'identité de nature entre les fièvres intermittentes et les fièvres continues, *fait une distinction à laquelle personne, avant lui*, dit-il, *n'a fait attention* (1), *c'est que la fièvre continue, qui succède à une fièvre intermittente, peut appartenir à l'une ou à l'autre ;* c'est que la continuité des fièvres, qui étaient d'abord intermittentes, *n'est qu'une continuité apparente.* Pour nous, qui n'avons jamais pu comprendre la distinction subtile dont il s'agit, nous resterons persuadé qu'une fièvre continue ne change pas de nature pour succéder à une fièvre intermittente, et qu'elle est aussi véritablement continue que si elle avait précédé celle-ci ; nous resterons convaincu de l'analogie et de la ressemblance que présentent constamment entre elles les fièvres continues et les fièvres intermittentes.

Enfin, la plus inexacte de toutes les causes de différence trouvées entre ces fièvres par M. Bailly, c'est peut-être encore la dernière, fondée sur la *liaison* qui existe entre les altérations locales et les mouvemens fébriles généraux.

En développant cette cause, M. Bailly avance qu'on peut toujours, dans la fièvre continue, juger de l'activité de la lésion locale par l'énergie des symptômes de la fièvre, tandis

---

(1) Page 41.

que ce rapport n'existe plus dans les fièvres intermittentes.

Nous croyons cette proposition entièrement fausse; et, en l'émettant, M. Bailly nous paraît se refuser à l'évidence, ou bien ignorer ce qui est établi par les travaux de la nouvelle doctrine et par les progrès de l'anatomie pathologique. Il paraît ignorer que des organes parenchymateux, des membranes muqueuses (la muqueuse digestive principalement), pouvaient être lésés et arriver à un certain degré d'altération, de désorganisation même, sans donner lieu à des symptômes généraux et nerveux très-violens, sans manifester leur maladie autrement que par le trouble de leurs fonctions propres et par une fièvre lente, continue, souvent à peine sensible.

Dans les fièvres intermittentes, au contraire, c'est presque toujours par un appareil de symptômes assez remarquables que la lésion locale annonce sa présence ; c'est presque toujours par des symptômes auxquels on est dans l'habitude de reconnaître une affection vive, aiguë et plus ou moins intense, que cette lésion annonce son début par l'invasion de chaque accès. Aussi, l'autopsie fait-elle voir presque constamment des injections vives de quelques parties plus ou moins étendues de la muqueuse qui tapisse l'estomac et le canal intestinal ; ces injections n'empêchent pas l'existence simultanée de quelques autres lésions plus profondes, de quelques inflammations chroniques, de quelques engorgemens, obstructions, etc.

Nous venons d'examiner les cinq causes de différence qui, d'après M. Bailly, s'opposeront éternellement à tout rapprochement entre les fièvres intermittentes et les fièvres continues ; nous avons vu que ces causes de différence n'avaient aucun fondement ; nous avons reconnu que le type établissait entre elles une légère différence, et que c'était peut-être la seule.

Maintenant, il nous serait facile de prouver la thèse opposée à celle que soutient M. Bailly, et de faire voir l'analogie, la ressemblance qu'ont entre elles les fièvres continues et les fièvres intermittentes : il nous suffirait, pour arriver à ce résultat, de reconnaître avec la plupart des auteurs et des médecins, que les causes de ces fièvres sont souvent les mêmes, que le développement des unes et des autres est ordinairement accompagné de frisson et leur terminaison précédée de sueurs ou d'évacuations diverses ; que les symptômes, qui constituent un accès de fièvre intermittente, sont, à peu près, les mêmes que ceux qui caractérisent une fièvre aiguë continue ; que ces symptômes indiquent constamment le trouble des fonctions digestives.

Il nous suffirait de reconnaître, avec tous les médecins physiologistes, que le trouble dont il s'agit, est occasionné par une lésion le plus souvent idiopathique de la muqueuse digestive et quelquefois symptomatique de l'altération de quelqu'autre organe primitivement affecté ; que les symptômes, auxquels on reconnaît soit une fièvre continue, soit un accès de fièvre intermittente , peuvent varier à l'infini, suivant la disposition des individus, la violence des causes, le degré d'acuité ou d'intensité de la lésion locale , et suivant les influences sympathiques qui en résultent sur les principaux organes de l'économie.

De reconnaître que le même traitement qui convient à la plupart des fièvres continues, est aussi celui qu'on doit employer durant les accès de fièvres intermittentes.

De reconnaître enfin que les recherches d'anatomie pathologique ont fait découvrir des lésions semblables, des lésions dans les mêmes organes, chez ceux qui succombent à des fièvres continues, comme chez ceux qui meurent de fièvre intermittente. Avec toutes ces données, n'est-on pas en droit d'établir que ces fièvres sont ordinairement des affections de même nature et qui ne diffèrent que par leur type de continuité ou d'intermittence?

D'après tout ce que nous venons de dire, ne pourrions-nous pas conclure que les concessions faites à la nouvelle doctrine touchant les fièvres continues par M. Bailly, sont nécessairement applicables aux fièvres intermittentes? Et, ne sera-il pas forcé de regarder aussi ces dernières fièvres comme symptomatiques des lésions organiques que l'on trouve, *constamment* selon lui, chez ceux qui en sont les victimes?

En arrivant à la fin de notre examen, après avoir pesé, discuté tout ce que le traité anatomico-pathologique des fièvres contient de plus remarquable, nous trouvons que M. Bailly est loin d'avoir rempli la tâche qu'il s'était imposée; nous ne voyons point qu'il fasse faire *des pas à la science,* bien loin qu'il puisse *changer l'opinion générale.* Nous avouons franchement que nous n'avons pas su trouver *les erreurs appartenant à l'école physiologique* qu'il serait parvenu à *rectifier;* mais nous avons trouvé *des idées générales, des maladies générales* suite de fonctions générales que Bichat et Broussais *ont fait abandonner* et que jamais les raisonnemens de M. Bailly ne pourront faire *reprendre.* Ce que l'ouvrage dont il s'agit, renferme de plus précieux, ce sont les faits d'anatomie pathologique observés chez les individus morts de fièvres intermittentes pernicieuses; ces faits nous paraissent jeter un plus grand jour dans l'histoire de ces fièvres et confirmer ce que nous avons écrit à cet égard d'après les principes de la doctrine physiologique; ces faits sont, en somme, tout ce qu'ajoute M. Bailly aux travaux de la nouvelle école, qui, ne lui en déplaise, ne désespère pas d'aller plus loin dans les voies de l'observation et de l'expérience qu'elle a déjà parcourues avec des succès incontestables pour l'avancement de la science.

En méditant le Traité anatomico-pathologique des fièvres, nous nous sommes convaincus, de plus en plus, qu'en suivant une autre route que celle tracée par Bichat, suivie par M. Broussais et son école, l'on ne peut point avancer dans la connaissance des maladies, c'est-à-dire, dans l'étude des mouvemens organiques si compliqués, des phénomènes pathologiques si nombreux et si variés que développent les diverses lésions dont chacun de nos tissus ou de nos organes est susceptible. Nous nous sommes confirmés dans l'idée qu'en s'éloignant des principes de la doctrine physiologique, l'on peut s'égarer même avec des faits, de la logique et de l'instruction ; l'on trouvera tout cela dans l'ouvrage de M. Bailly ; l'on y trouvera des considérations utiles sur le traitement des fièvres intermittentes, quelques réflexions plus ou moins intéressantes sur le diagnostic et sur la théorie de la mort occasionnée par ces fièvres. C'est à ces titres qu'il peut obtenir du succès, et que nous en conseillons la lecture à tous les praticiens qui sont à même de bien juger ou de faire un choix entre le bon et le mauvais ; ceux-là ne trouveront pas notre jugement trop sévère.

FIN.

9 782013 601009